Die Saftkur Revolution

Ein Leitfaden für mehr
Gesundheit und Vitalität durch
Frischsäfte

Von Torsten Raustein

1. Auflage

Inhaltsverzeichnis

Vorwort

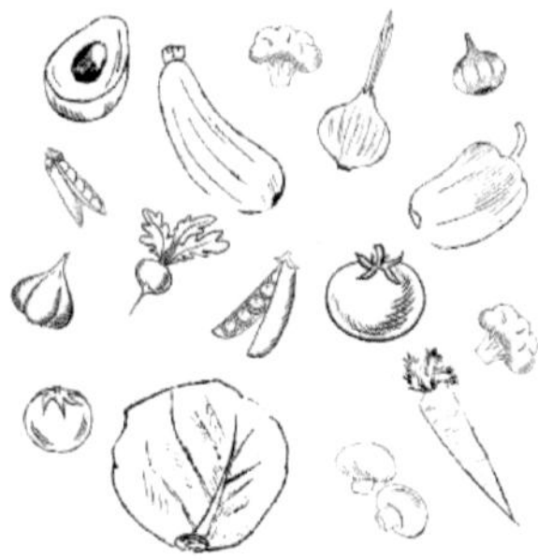

Im stressigen Alltag ist es nicht immer einfach, sich gesund und nachhaltig zu ernähren. Wir hetzen von Termin zu Termin und holen uns schnell ein Brötchen beim Bäcker oder die Currywurst mit Pommes und Mayo in der Kantine. Auch, wenn vielen bewusst ist, dass es sich hierbei um keine gute Ernährungsweise handeln kann, fehlt oftmals die Motivation und die Zeit. Allein die Idee des Meal-Preppings, bei welchem an einem Tag in der Woche alle Gerichte für die kommenden sieben Tage vorbereitet werden, bringt nicht wenige zum Verzweifeln. Eine hochwertige und gesunde Ernährung steht somit für viele Menschen in einem Zwiespalt mit einem aktiven oder sogar stressigen Alltag. Hierfür muss es doch eine Lösung geben?

In diesem Buch in deinen Händen stellen wir dir einen hochwertigen Lösungsansatz für diese Problematik vor: Die Saftkur! Das Saftfasten, wie die Saftkur auch genannt wird, ist eine Ernährungsweise, bei welcher für einen bestimmten Zeitraum keine feste Nahrung zu sich genommen wird, sondern du dich ausschließlich von frisch- und kaltgepressten Säften, Wasser, Kräutertees oder klarer Gemüsebrühe ernährst. Das Saftfasten ist dabei als eine besonders gesunde Methode angesehen, die dir helfen kann, schnell und gesund an Gewicht zu verlieren und deinen Körper im gleichen Zuge von giftigen Stoffen zu befreien. Darüber hinaus bietet das Saftfasten die beste Grundlage für eine Umstellung deiner Ernährung und bereitet dich mental und körperlich auf gesündere und nachhaltigere Essgewohnheiten vor. Der wohl größte Vorteil einer Saftkur ist, dass du deine flüssigen Mahlzeiten im Handumdrehen vorbereitet hast und diese problemlos zur Arbeit, zur Schule, in die Uni oder in die unterschiedlichsten Alltagsszenarios mitnehmen kannst!

Dieser Ratgeber nimmt dich mit hinein in die Theorie der Saftkur. Dir wird auf den nachfolgenden Seiten erklärt, wie genau du das Saftfasten durchführst und worauf du achten solltest. Nicht nur das, du wirst auch erfahren, wie gesund eine Saftkur tatsächlich für dich sein kann und welch gesundheitliche und entgiftende Eigenschaften sie beinhaltet. Selbstverständlich wirst du nach dem theoretischen Teil nicht alleingelassen! Mit den 50 abwechslungsreichen und leckeren Rezepten für Säfte aus frischem Obst und Gemüse erhältst du Ideen und Inspiration für deinen neuen Ernährungsalltag. Darüber hinaus findest du eine Anleitung für die Sieben-Tage-Saftkur in diesem Buch, mithilfe derer der Einstieg in deine neue Ernährungsweise kinderleicht fällt und du die Grundlage für einen gesunden Lifestyle und einen gesunden Körper legst.

Biete deinem Körper mehr als das belegte Brötchen und den Softdrink aus dem Automaten und erlebe, wie vital, energiegeladen und gesund du dich nach nur ein paar Tagen des Saftfastens fühlen wirst! Viel Spaß beim Erlernen einer neuen und gesunden Ernährungsweise sowie beim Zubereiten und Ausprobieren der vielen, leckeren und gesunden Rezepte für deine Saftkur!

Was ist eine Saftkur?

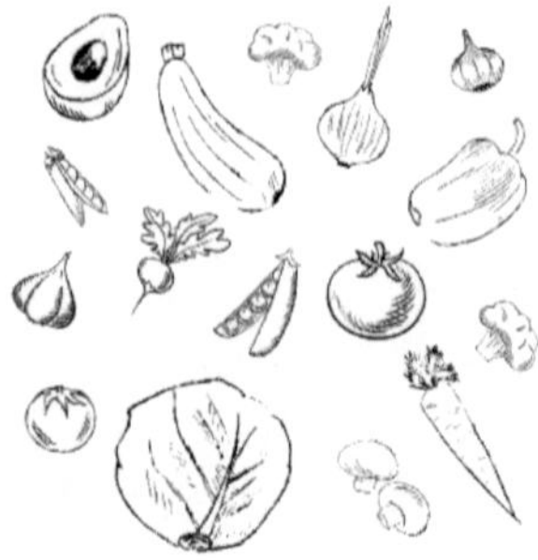

Wer das Wort „Saft" hört, der denkt in der Regel direkt an den Apfel- oder Orangensaft. Darüber hinaus wandern unsere Gedanken zu einer besonders langweiligen und eintönigen Ernährung, wenn im Zusammenhang zu dem Wort „Saft" auch noch das Wort „Fasten" fällt. Tatsächlich ist eine Saftkur alles andere als langweilig und eintönig und du kannst dir sicher sein, dass du in den kommenden Tagen und Wochen mehr Lebensmittel zu Säften verarbeiten wirst als Orangen oder Äpfel. Hast du zum Beispiel schon einmal Fenchel- oder Selleriesaft probiert oder kannst du dir vorstellen, wie interessant der Rote-Bete-Saft schmeckt? Nicht nur die Geschmacksnoten und die Abwechslung der verschiedenen Säfte sind ausschlaggebend, sondern vor allem die wertvollen und gesunden Inhaltsstoffe. So kurbelt der Konsum von Säften deinen Stoffwechsel an und kann dir dabei helfen, Übergewicht und giftige Schlacken effektiv abzubauen. Säfte werden schnell verdaut, da sie kaum Kohlenhydrate enthalten, weswegen die Vital- und Nährstoffe der verschiedenen Lebensmittel schnell in die Zellen deines Körpers gelangen und dort Heil- und Reparatur-Prozesse einleiten, unterstützen oder beschleunigen.

Wieso jedoch solltest du eine ganze Woche lang auf Brötchen, Nudeln, Reis, Kartoffeln und Fleisch verzichten und dich stattdessen ausschließlich von flüssigen und veganen Säften ernähren? Vor allem dann, wenn du an Gewicht verlieren möchtest, stellt die Saftkur einen hochwertigen Anfang für diese Reise dar. Auch die Entgiftung des Körpers benötigt einen gewissen Zeitraum und kann nicht von heute auf morgen durchgeführt werden. Somit kannst du das Saftfasten als eine Art Urlaub für deinen Körper ansehen, in welchem in deinem Magen-Darm-Trakt einmal ordentlich aufgeräumt wird und du einen wahren Detox-Effekt erlebst. Selbstverständlich bedeutet das Durchführen einer Saftkur nicht, dass du nach Ende der sieben Tage wieder in alte Gewohnheiten verfällst und deinen normalen und teilweise ungesunden Lebensstil weiterführst. Vielmehr sollte die Saftkur einen Startpunkt für eine gesündere und nachhaltigere Ernährung darstellen und dich dein zukünftiges Leben lang immer begleiten. Selbstverständlich reicht es vollkommen aus, gelegentlich das Saft-Fasten durchzuführen, es bietet sich jedoch an, auch im Nicht-Fasten-Alltag die eine oder andere Mahlzeit durch einen gesunden Obst-und-Gemüse-Saft zu ersetzen. Lege somit den Startpunkt für eine gesunde und reichhaltige Ernährung – du kannst dir sicher sein, dass dein Körper nach dem Crash-Kurs, der eine solche Fastenkur sein kann, sich viel einfacher auf einen neuen Ernährungsstil umstellen wird.

Die wichtigsten Fragen zur Saftkur – erklärt!

Vielleicht sind dir bereits beim Lesen der letzten Textabschnitte einige Fragen in den Kopf gekommen. Hier bist du nicht allein, denn wer sich bereit mit der Ernährung auskennt, der fragt sich nun bestimmt, wie es mit den Makronährstoffen aussieht oder ist sich bewusst, dass der Apfelsaft eine Menge Zucker beinhaltet, welcher sich negativ auf Blutzucker- und Insulinwerte auswirkt. Nachfolgend werden dir die häufigsten Fragen zu dem Saftfasten einmal genauer vorgestellt und beantwortet, damit du ganz genau weißt, worauf du dich einlässt.

Welche Lebensmittel werden in einer Saftkur verwendet?

Die Säfte, die in einer Saftkur getrunken werden, bestehen aus einer Vielzahl an Lebensmitteln. Hierzu gehören vor allem: Gemüse, Obst, Kräuter und auch einige Gewürze. Da vor allem Obstsäfte einen hohen Fruchtzuckergehalt haben, bietet sich eine Mischung aus Obst- und Gemüse-Säften an, wobei die enthaltene Menge an Gemüse überwiegen sollte. Wirf an dieser Stelle doch einmal direkt einen Blick in die fünfzig verschiedenen Rezepte für dein Saftfasten – hier sollte dir auffallen, dass weitaus mehr Produkte verarbeitet werden als Apfel, Orange und Banane.

Was macht Säfte so gesund?

Säfte versorgen deinen Körper mit zahlreichen Vitalstoffen, Enzymen sowie Antioxidantien. Auch sekundäre Pflanzenstoffe und bioverfügbare Mineralstoffe lassen sich in frischem Obst und Gemüse finden. Dadurch, dass nur wenige Ballaststoffe in den Säften vorhanden sind, können diese gesunden Inhaltsstoffe schnell vom Körper aufgenommen und an die benötigten Stellen weitergeleitet werden. Verzehrst du stattdessen feste Nahrung, die zum Beispiel viele Ballaststoffe und Kohlenhydrate beinhaltet, so benötigt dein Körper einen deutlich längeren Zeitraum, um die gesunden Anteile herauszufiltern und zu verwenden.

Kann ich die Säfte für das Fasten auch kaufen?

Im Zweifelsfall bietet es sich immer besser an, während einer Saftkur einen Saft zu kaufen, anstatt zum Brot zu greifen, wenn gerade keine Zeit vorhanden ist, um einen frischen Saft herzustellen. Bedenke jedoch, dass vor allem die Säfte aus dem Supermarktregal mit Geschmacksverstärkern, Süßungsmitteln und Konservierungsstoffen versehen sind, die sich nicht immer auf den ersten Blick auf die Inhaltsangabe erkennen lassen. Wenn du also während der Sieben-Tage-Saftfasten-Challenge bemerkst, dass der Hunger überwiegt, du jedoch keinen selbstgemachten Saft mitgebracht hast, so ist es vollkommen in Ordnung, sich einen Saft zu kaufen. Die Norm sollte dies jedoch nicht darstellen.

Welche Qualität sollten die Lebensmittel für die Saftkur haben?

Bei einer Saftkur geht es darum, möglichst gesunde und unbehandelte Lebensmittel aus dem Bereich des Obsts und Gemüses zu verarbeiten. Nun hast du in der Regel die Wahl zwischen konventionellem Obst und Gemüse und Bio-Obst und -Gemüse. Es wird dazu geraten, immer die Bio-Variante zu wählen, selbst, wenn diese teurer sein sollte. Dies liegt daran, dass Bio-Nahrungsmittel grundlegend weniger Rückstände aus chemisch-synthetischen Pflanzenschutzmitteln aufweisen sowie einen geringeren Nitratgehalt besitzen. Darüber hinaus sind Bio-Produkte besser für die Umwelt und besitzen einen leckereren Geschmack. Die Verwendung von Bio-Produkten hat sogar positive Auswirkungen auf die Zubereitung deiner Säfte, denn eine Bio-Möhre muss nicht geschält werden, da du dir hier sicher sein kannst, dass sich keine schädlichen Stoffe auf der äußeren Schale befinden.

Versuche außerdem, dein Obst und Gemüse für die Saftkur so regional wie möglich zu kaufen. Auch die Frische der Nahrungsmittel macht aus, wie viele wertvolle Nährstoffe sie an deinen Körper weitergeben. Möchtest du eine Saftkur im Winter ausführen, in dem die regionale Obst-Auswahl nicht allzu groß ist, kannst du selbstverständlich auch zu tiefgefrorenem Obst greifen – durch das Schockfrosten verlieren Beeren, Mango und Co. kaum an wertvollen Nährstoffen.

Wie oft solltest du Saftfasten?

Grundlegend kannst du eine Saftkur mehrmals im Jahr ausführen, es ist jedoch ratsam, eine Pause von mehreren Wochen zwischen den Fastenzeiten einzulegen, damit dein Körper sich nicht an das Kaloriendefizit gewöhnt und in eine Art Notfallmodus geht. Ein solcher Überlebensmodus ist von der Evolution bedingt und bewirkt, dass der Körper nach einem bestimmten Zeitraum des Kaloriendefizits beginnt, kaum noch Kalorien zu verbrauchen und die Fettpölsterchen für noch schlechtere Zeiten zu schützen. Wir nehmen somit nicht mehr ab und gewinnen sehr schnell wieder an Gewicht, sobald wir beginnen, wieder normal zu essen – hierbei handelt es sich um den berühmt-berüchtigten Jojo-Effekt.

Brauche ich für eine Saftkur einen Entsafter?

Die Antwort hierfür ist nicht eindeutig. Grundlegend ist das Vorhandensein eines Entsafters für eine Saftkur eine gute Sache und du kannst dir sicher sein, deine Säfte schnell und effizient vorbereiten zu können. Besitzt du jedoch keinen Entsafter und möchtest dennoch eine Saftkur durchführen, so kannst du mit einem handelsüblichen Standmixer oder Pürierstab arbeiten. Da diese Produkte das Fruchtfleisch jedoch nicht herausfiltern, erhältst du nicht wirklich Säfte, sondern vielmehr Smoothies. Diese lassen sich selbstverständlich durch ein Sieb drücken und erhalten anschließend eine flüssigere Konsistenz, jedoch bedeutet dies einen Extra-Schritt in der Vor- und Zubereitung.

Gibt es Gefahren bei einer Saftkur?

Wer eine Saftkur durchführt, der isst in dieser Zeit kein Fleisch, keinen Fisch und verzichtet auch auf Nüsse oder Sprossen. Somit kann bei einer dauerhaften Ernährung – und hiermit ist eine monate- oder jahrelange Ernährungsweise gemeint – ein Nährstoffmangel entstehen. Dadurch, dass du das Saftfasten jedoch nur maximal eine Woche lang am Stück ausführst und deine alltägliche Ernährung anschließend mit gesunden und leckeren Säften bereicherst, musst du dir keine Sorgen machen. Über einen solch kurzen Zeitraum wird kein Nährstoffmangel bei dir entstehen können.

Wer darf eine Saftkur nicht durchführen?

Während die Saftkur für gesunde Menschen unproblematisch ist, stellt sie für andere Personen eine leichte Gefahr dar. Somit sollten Kinder, Heranwachsende, Senioren und Seniorinnen sowie schwangere Personen von einer Saftkur absehen. Auch Menschen, die an chronischen Krankheiten leiden, ist geraten, vor Beginn einer Saftkur dieses Vorhaben mit dem behandelnden Arzt abzusprechen. Menschen, die an Essstörungen, Untergewicht oder einem diagnostizierten Nährstoffmangel leiden, sollten ebenfalls kein Saftfasten durchführen, können ihre Ernährung jedoch selbstverständlich mit Säften bereichern.

Was bewirkt der Fruchtzucker im Körper?

Wir alle wissen, dass in Obstsäften eine hohe Menge an Fruchtzucker zu finden ist. Dies ist ein Besorgnis vieler Saftfasten-Liebhaber, denn wer abnehmen möchte, der vermeidet in der Regel alle Zuckerarten. Grundlegend kannst du dir gesagt sein lassen, dass du in diesem Buch selten reine Fruchtsäfte finden wirst, sondern eine Kombination aus Obst und Gemüse vorfindest. Während Obst nämlich viel Fruchtzucker beinhaltet, ist dies beim Gemüse nicht der Fall.

Angenommen, du nimmst fast ausschließlich Obstsäfte und somit viel Fruchtzucker zu dir, so verhindert der Blutzuckeranstieg in deinem Körper, dass sich Ketonkörper bilden können. Somit ist wahrscheinlich, dass der Körper sich nicht am Fettgewebe bedient, um Energie zu erhalten, sondern die Muskeln als Energielieferant heranzieht. Je weniger Muskulatur eine Person besitzt, desto weniger Energie muss sie schlussendlich auch verbrauchen. Achte somit darauf, dir während der Saftkur nicht ausschließlich Obst-Säfte auszusuchen, sondern eine ausgewogene Mischung an Gemüse- und Obst-Säften zu verzehren. So sorgst du für einen ausgeglichenen Blutzuckerspiegel und einen geringeren Verlust deiner Muskelmasse.

Wie sieht es mit den entgiftenden Eigenschaften einer Saftkur aus?

Das tatsächliche Entgiftungspotential einer Saftkur ist im wissenschaftlichen Rahmen immer noch umstritten. Schlussendlich verfügt der Körper über Organe, die durchgehend und hochwertig daran arbeiten, den Körper von giftigen und schädlichen Stoffen zu befreien. So sind unsere Leber, unsere Nieren und unser Darm dafür da, Giftstoffe aus dem Köper auszuleiten. Dies tun diese Organe auch, wenn wir keine Saftkur durchführen – wir können unsere Entgiftungs-Beauftragten im

Inneren unseres Körpers jedoch unterstützen! Somit ist bereits das Weglassen von Alkohol, Nikotin und Koffein während des Saftfastens eine wahre Erleichterung für die Entgiftungsorgane und es ist unumstritten, dass eine gesunde Ernährungsweise vor allem die Leber bei der Entgiftung unterstützt. Wie du auf den nächsten Seiten lernen wirst, beginnt eine Saftkur häufig mit einem Reinigungstag. Ob du durch einen Einlauf oder durch den Konsum von abführenden Säften – es geht an diesem Tag darum, den Darm zu reinigen und auf eine gesunde Saft-Reise vorzubereiten. Auch, wenn sich die Vorstellung von einem absichtlichen Konsum von abführenden Lebensmitteln oder Rizinusöl sowie eines eventuellen Einlaufes nicht unbedingt schön anfühlt, setzt du deinen Darm mit diesen Maßnahmen fast auf den Werkszustand zurück und kannst ihn in den nachfolgenden Fastentagen wieder stärken und verwöhnen!

Die Vorbereitung auf die Saftkur

Bevor es mit der Durchführung deiner Saftkur losgehen kann, geht es darum, dich gründlich vorzubereiten. Somit solltest du dir im Vorfeld alle Säfte aussuchen, die du in den nachfolgenden sieben Tagen zubereiten und trinken möchtest. Kaufe zumindest für die ersten drei Tage deiner Saftkur frisch und hochwertig ein und leihe dir einen Entsafter von Freunden oder Familienmitgliedern, wenn du keinen besitzen solltest. Es empfiehlt sich, pro Tag ungefähr fünf bis acht Säfte zu trinken. Dementsprechend kann es sein, dass es sich um einen großen Obst- und Gemüseeinkauf handeln wird. Für die Flüssigkeitszufuhr zwischen den Saftmahlzeiten empfiehlt es sich darüber hinaus, zu Mineralwasser oder ungesüßten Tees zu greifen – decke dich also auch hiermit ein, wenn du keinen Tee zuhause hast und ungerne Leitungswasser trinkst.

Neben der Vorbereitung der benötigten Lebensmittel gilt es außerdem, deinen Darm vorzubereiten. Diese Entlastung findet am ersten Tag deiner Sieben-Tage-Saftkur-Challenge statt. Du selbst darfst selbstverständlich entscheiden, ob du einen Einlauf mithilfe eines Einlaufgeräts durchführst oder deinen Darm mithilfe von abführenden Lebensmitteln reinigst und leerst. Je nachdem, wofür du dich entscheidest, gilt es, die jeweiligen Geräte, Salze oder Säfte zu kaufen und dich auch mental die kommende Reise vorzubereiten.

Eine weitere wichtige Vorbereitungsmaßnahme auf das Saftfasten ist das Planen der Woche. Nimm dir einen freien Nachmittag Zeit und gehe all die Rezepte aus diesem Buch durch. Versuche, pro Tag mindestens fünf bis acht Säfte einzuplanen und schreibe dir nicht nur die Saft-Namen, sondern vor allem auch die benötigten Lebensmittel auf. So hast du anschließend genügend Dosen parat und besitzt eine Übersicht über deine flüssige Ernährung in der Woche. Es ist nicht schlimm, wenn du mehrmals pro Woche einkaufen gehst, schließlich solltest du auf frisches Obst und Gemüse setzen. Plane jedoch trotzdem für die ersten zwei bis drei Tage voraus, denn vor allem in den ersten Tagen kann es vorkommen, dass du dich energie- und antriebslos fühlst. Dein Körper muss sich langsam an die veränderte Ernährung gewöhnen und kann mit Müdigkeit und Energielosigkeit reagieren. Bevor du also nicht genügend Lebensmittel zuhause hast, um deine Saftkur hochwertig durchzuführen und stattdessen doch einmal zur Scheibe Brot greifst solltest du lieber die notwendigen Obst- und Gemüse-Sorten für die ersten paar Tage parat haben.

Die Sieben-Tage-Saftkur – die Sieben-Tage-Challenge

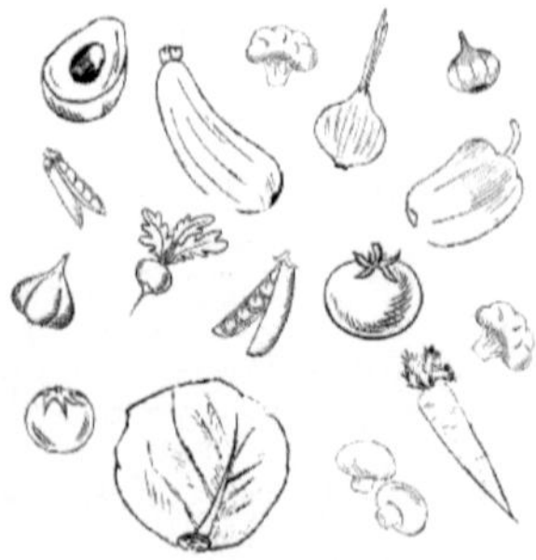

Nun geht es endlich los mit deiner Saftkur! Dieser Ratgeber begleitet dich auch in den nächsten Tagen und lässt dich nicht allein, während du deinen Körper bei der Entgiftung oder beim Abnehmen unterstützt. Die nachfolgenden Tagesbeschreibungen geben dir eine Übersicht über den Ablauf der Saftkur und erklären dir, worauf du achten solltest. Die Rezepte, die für die jeweiligen Tage angegeben sind, sollen dir eine Inspiration sein. Du kannst sie jedoch jederzeit abändern und durch die Rezepte ersetzen oder ergänzen, die du lieber ausprobieren und trinken möchtest. Viel Erfolg beim Durchhalten und Genießen deiner Saftkur!

Saftkur-Tag 1: Die Entlastung

Heute ist der Reinigungstag in deiner Saftkur! Dieser Tag ist für viele Saftkur-Liebhaber der unbeliebteste Tag, schließlich geht es heute darum, den Darm zu reinigen und bereits vorab von den giftigen und ungesunden Stoffen der letzten Wochen und Monate zu befreien.

Der Darm ist ein überaus wichtiges Organ im Körper und wirkt sich nicht nur durch unsere Verdauung auf unsere Gesundheit aus. Genau genommen wird der Darm sogar das „zweite Gehirn des Körpers“ genannt, denn die Darmgesundheit bestimmt maßgeblich die Allgemeingesundheit deines Körpers. Überspringe diesen Tag also nicht einfach, weil du keine Lust hast, einen Einlauf durchzuführen oder abführende Säfte oder Salze zu konsumieren. Siehe diesen Entlastungstag vielmehr als einen kleinen Neustart für deinen Darm und eine hochwertige Grundlage für deine Saftkur an.

Beginne den Entlastungstag deiner Saftkur damit, zwei Gläser Sauerkraut- oder Grapefruitsaft zu trinken. Das Abführen solltest du anschließend entweder mithilfe eines Einlaufgeräts oder dem Verzehr von Glaubersalzen einleiten. Auch Rizinusöl kannst du für einen solchen Einlauf verwenden, bedenke jedoch, dass dieses erst ungefähr drei Stunden nach der Einnahme zu wirken beginnt. Auch der Verzehr von Glaubersalzen zeigt seiner Wirkung erst nach zwei bis drei Stunden.

Achte heute darauf, mindestens 1,5 bis zwei Liter Wasser oder ungesüßte Tees zu dir zu nehmen. Über den Tag verteilt solltest du außerdem bis zu 1,5 Kilogramm Obst verzehren. Dies kannst du in Form von Säften tun, du kannst das Obst jedoch auch frisch verzehren und solltest darauf achten, es möglichst langsam und mit Bedacht zu kauen.

Dieser Tag wird sich mit Sicherheit am schlimmsten für dich anfühlen. Schließlich ist dein Körper es noch gewohnt, drei Mahlzeiten am Tag zu erhalten und wird mit Magenknurren und Hungergefühlen reagieren. Nimm viel Flüssigkeit zu dir und halte deinen Magen mit Obst voll, um ausreichend Energie zu erhalten. Bedenke bei der Wahl der Obstsorten, dass diese nicht allzu viel

Säure beinhalten. Ausschließlich Orangen oder Zitronen zu essen wird ansonsten schnell zu einem erhöhten und unangenehmen Reflux führen. Gehe es heute ansonsten ruhig an, wenn du die Möglichkeit hast, und lenke dich mit schönen Beschäftigungen von der starken Umstellung deiner Ernährung ab. Morgen wird alles schon wieder etwas leichter aussehen!

Saftkur-Tag 2: Der erste richtige Fastentag

Hoffentlich bist du heute aufgewacht und hast direkt gemerkt, wie viel gereinigter und leichter du dich fühlst. Der Vorbereitungstag hat somit seine Wirkung erfüllt und dich startklar für das richtige Saftfasten gemacht, das heute beginnt.

Ab heute beginnst du damit, bis zu einem Liter Obst- und Gemüsesäfte zu trinken. Deine zusätzliche Flüssigkeitszufuhr sollte darüber hinaus bei zwei bis drei Litern am Tag liegen. Ob Mineralwasser oder ungesüßte Tees: Achte auf deinen Flüssigkeitshaushalt, auch, wenn du das Gefühl hast, ausschließlich zu trinken.

Viele Saftkur-Durchführende fühlen sich am ersten richtigen Tag der Saftkur oftmals etwas schlapp und klagen über Kältegefühle. Solltest auch du bemerken, dass du vermehrt oder stark frierst, bietet es sich an, eine sogenannte Fastensuppe zu verzehren. Diese kannst du einfach aus frischem Gemüse mit klarer Gemüsebrühe zubereiten und mit etwas frischem Ingwer oder Zitrone versehen und erwärmen. So kannst du wohlig warm in den Tag starten und musst auch kein schlechtes Gewissen haben, von deinem Fasten abgewichen zu sein.

Diese Rezepte kannst du heute zubereiten und trinken:

1. Ingwer-Orangen-Saft

2. Sojasprossen-Tomaten-Saft
3. Rote-Bete-Limetten-Saft
4. Frischer Möhren-Saft mit Apfel und Zitrone
5. Bananen-Himbeer-Saft
6. Möhren-Fenchel-Saft
7. Apfel-Paprika-Saft
8. Beeren-Saft

Saftkur-Tag 3: Kämpfen gegen Hunger

Am dritten Tag deiner Saftkur angekommen, wird auch dein Körper bemerkt haben, dass etwas geändert wurde und du dich anders ernährst. Somit kann es gut sein, dass du heute vermehrt Hunger spürst und dich weniger schlecht auf deine Arbeit oder andere Dinge konzentrieren kannst.

Wenn das Hungergefühl droht, dich zu übermannen, bietet es sich an, viel zu trinken. Fülle deinen Magen mit Mineralwasser oder ungesüßten Tees. Auch das Zähneputzen oder kauen von ungesüßten Kaugummis kann helfen, den Hunger kleinzuhalten oder zu ignorieren. Viele Fastende schwören außerdem auf das kleine Workout oder das Spazierengehen an der frischen Luft, um sich selbst vom Hunger sowie Heißhunger nach süßen oder fettigen Speisen abzulenken.

Genieße auch heute bis zu einen Liter Obst- und Gemüsesäfte und achte darauf, weiterhin zwei bis drei Liter Flüssigkeit am Tag zu dir zu nehmen.

Heute könntest du die nachfolgenden Saftrezepte ausprobieren und genießen:

1. Gelber Aprikosen-Saft
2. Orangen-Möhren-Saft mit Basilikum
3. Kürbis-Cranberries-Saft
4. Süßkartoffel-Saft mit Birne
5. Kiwi-Saft mit Nelken und Zimt
6. Würziger Apfel-Chia-Saft
7. Orangen-Spinat-Saft mit Ingwer
8. Pflaumen-Dattel-Saft

Saftkur-Tag 4: Durchhalten!

Heute bist du schon beim vierten Tag deiner Reise angelangt und kannst wirklich stolz auf dich sein! Nicht viele Menschen halten so lange durch und wissen die positiven Auswirkungen dieser Saftkur zu schätzen. Belohne dich heute für dein Durchhaltevermögen und kaufe dir endlich das Buch, mit dem du so lange schon liebäugelst. Wie wäre es außerdem mit dem Schauen eines Films, um deinen viertägigen Erfolg zu feiern? Mache dir bewusst, wie viel du bereits geschafft hast und dann werden die kommenden Tage noch einfacher ablaufen!

Denke, wie immer, daran, mindestens zwei bis drei Liter Wasser oder ungesüßte Tees zu dir zu nehmen und genieße heute bis zu einen Liter frischgepresste Obst- und Gemüsesäfte.

Heute könntest du die nachfolgenden Rezepte ausprobieren:

1. Mandarinen-Himbeer-Saft

2. Honigmelonen-Gurken-Saft mit Ingwer
3. Mango-Möhren-Saft mit Chili
4. Saurer Grapefruit-Orangen-Saft
5. Frischer Gurken-Saft mit Limette
6. Kirsch-Saft mit Erdbeere und Banane
7. Weißkohl-Brokkoli-Saft
8. Obstsalat-Saft

Saftkur-Tag 5: Das Ende ist in Sicht

Du hast mehr als die Hälfte deiner Saftkur bereits geschafft und befindest dich fast schon im Endspurt! Vielleicht hast du bemerkt, wie viel mehr Zeit du hast, wenn du nicht drei Mal am Tag eine Mahlzeit kochen musst und wie viel Geld du gespart hast, weil du dir eben nicht in der Kantine die Pommes mit Mayo geholt hast und auch auf das Brötchen beim Bäcker verzichten konntest.

Sei stolz auf das, was du bisher geschafft hast, selbst, wenn du in den letzten Tagen gelegentlich schwach geworden bist und starte auch in den heutigen Tag mit Motivation und Freude.

Genieße auch heute wieder bis zu einen Liter Obst- und Gemüsesäfte und achte, wie immer, darauf, zwei bis drei Liter Wasser oder ungesüßte Tees zu trinken.

Heute kannst du die nachfolgenden fünf bis acht Rezepte ausprobieren:

1. Erdbeer-Pfefferminz-Saft mit Feige
2. Gurken-Saft mit Petersilie

3. Grüner Spinat-Grünkohl-Saft
4. Blaubeer-Minze-Saft
5. Pflaumen-Saft mit Zimt
6. Brennnesselsaft mit Erdbeeren
7. Johannisbeeren-Sanddorn-Saft
8. Kirsch-Saft mit Erdbeere und Banane

Saftkur-Tag 6: Der letzte richtige Fastentag

Heute ist der letzte Tag, an dem du das Saftfasten richtig durchführst, denn ab morgen beginnt wieder die Umgewöhnung auf eine Ernährung mit festen Lebensmitteln. Du befindest dich somit im Endspurt deiner Reise, herzlichen Glückwunsch! Konntest du schon Veränderungen in deinem Körper bemerken, die durch das Saftfasten hervorgekommen sind? Wie sieht zum Beispiel deine Haut aus? Haben sich Unreinheiten verbessert? Wie würdest du deinen Allgemeinzustand beschreiben? Inzwischen solltest du dich energiegeladener und motivierter fühlen und hast vielleicht sogar das Gefühl, eine solche Saftkur auch noch fünf weitere Wochen durchhalten zu können. Auch, wenn dies mental zwar möglich wäre, solltest du dich bereits jetzt auf das Ende deiner Saftfasten-Reise einstellen und kannst dich auch wieder auf die eine oder andere Scheibe Vollkornbrot freuen.

Genieße auch heute noch bis zu einen Liter an frisch-gepressten Obst- und Gemüsesäften und achte weiterhin darauf, zwei bis drei Liter Wasser oder ungesüßte Tees zu trinken. Wenn du über Kopfschmerzen klagst, bietet es sich an, etwas Minzöl mit den Fingern auf die Schläfen oder auf den Nacken zu verteilen. Sollte sich hingegen Durchfall eingestellt haben, ist es sinnvoll,

Obstsäfte zunächst zu meiden und die Gemüsesäfte mit etwas Wasser zu verdünnen.

Heute könntest du die nachfolgenden fünf bis acht Säfte zubereiten und ausprobieren:

1. Apfel-Zucchini-Saft
2. Möhren-Honigmelonen-Saft
3. Ananas-Kokos-Saft
4. Ingwer-Orangen-Saft
5. Scharfer Tomaten-Saft
6. Artischocken-Sauerkraut-Saft
7. Süßkartoffel-Saft mit Birne
8. Apfel-Paprika-Saft

Saftkur-Tag 7: Fastenbrechen und Aufbau

Der heutige Tag stellt das Ende deines Saftfastens dar. Dies bedeutet, dass du deinen Körper heute wieder langsam daran gewöhnst, feste Nahrungsmittel zu verzehren. Tatsächlich ist der Wechsel von einer normalen Ernährung auf das Fasten viel einfacher für den Körper als der Wechsel vom Flüssig-Fasten zu einer normalen und festen Ernährung. Dein Stoffwechsel und deine Verdauung sind durch das Fasten in eine Art Ruhemodus gegangen und müssen heute langsam aufgeweckt werden.

Viele Menschen nutzen das Fastenbrechen darüber hinaus, um ab diesem Tag eine neue und gesündere Ernährung anzustreben. Vielleicht hast auch du in den letzten Tagen darüber nachgedacht, wie lecker und gesund ein Saft als Ersatz für eine Mahlzeit sein kann oder hast realisiert, wie viele ungesunde Lebensmittel du deinem Körper normalerweise verabreichst. Lege heute Ziele für deine zukünftige Ernährung fest! Möchtest du einmal im Jahr Saftfasten oder ist es ein Ziel, einmal am Tag einen frischen und gesunden Saft, anstatt einer Mahlzeit zu verzehren? Dir stehen alle Wege offen und du hast deinem Körper die ideale Startposition gegeben!

Starte heute in den Tag, indem du zunächst einen leichten und ungesüßten Kräutertee trinkst. Als Zwischenmahlzeit empfiehlt sich ein Smoothie oder ein Mus aus Obst und Gemüse. Es sollte nicht mehr flüssig sein, sondern darf nun eine breiige Konsistenz aufweisen. Mittags bietet sich ein Mittagessen aus einer leichten Gemüsesuppe. Püriere diese nicht vollständig durch, damit deine Zähne und dein Magen sich wieder daran gewöhnen, etwas für ihre Nahrung arbeiten zu müssen. Trinke am Nachmittag wieder ungesüßte Kräutertees und genieße am Abend eine festigende Suppe oder einen Gemüseeintopf. So kannst du ab morgen wieder in eine normalere Ernährung starten, ohne Magen-Darm-Beschwerden zu erleben. Gehe es jedoch auch in den kommenden Tagen langsam und schenke deinem Körper Zeit, sich wieder an die Umstellung auf feste Nahrung zu gewöhnen.

50 Rezepte für deine Saftkur

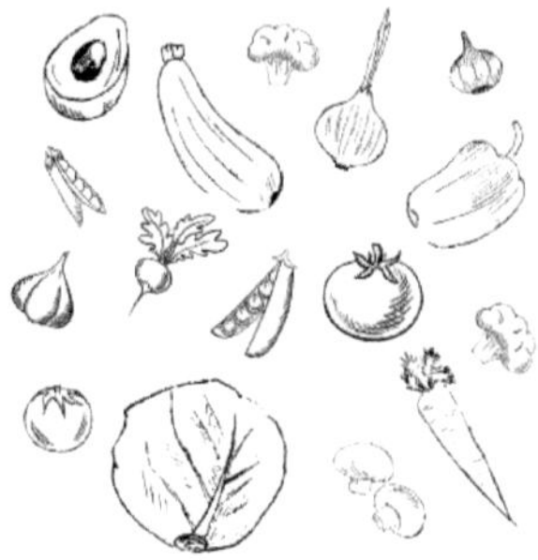

In diesem Kapitel werden dir fünfzig Rezepte für eine erfolgreiche und abwechslungsreiche Saftkur vorgestellt. Lies dir die Rezepte in Ruhe durch und markiere gegebenenfalls, was dich besonders interessiert. Versuche jedoch, eine offene Haltung zu bewahren und probiere auch Säfte aus, selbst, wenn dir einzelne Zutaten normalerweise nicht schmecken. So kann es vorkommen, dass du überhaupt kein Sauerkraut-Fan bist, der Saft dieser Zutat in Kombination mit anderen Zutaten jedoch ein wahres Geschmackserlebnis für dich sein wird. Keine Zutaten aus den vielen Rezepten wurden einfach so ausgewählt. Wirf an dieser Stelle doch direkt einmal einen Blick in das Bonuskapitel dieses Buches, denn dort werden dir alle verwendeten Zutaten vorgestellt und erklärt, was sie so gesund macht. So fällt die Motivation für das Durchhalten deiner Saftkur noch einfacher, denn du weißt, welche Vitamine und Nährstoffe du deinem Körper zuführst und was diese bewirken können! Viel Spaß beim Durchlesen, Austesten und Genießen der vielen verschiedenen Saftrezepte!

Rote Bete-Möhren-Saft

Für eine Person

Zubereitungszeit: 10 Minuten

Zutaten:

- 1 rote Beete (abgekocht und vakuumiert)
- 2 Birnen
- 2 Äpfel
- 3 Möhren
- 1 Limette

Zubereitung:

1. Nimm die Rote Bete aus der Verpackung, wasche sie und schneide sie in Viertel. Verwendest du eine frische Rote Bete, bietet es sich an, die Knolle mit einer Gabel mehrmals einzustechen und zehn Minuten in Wasser zu kochen. Anschließend gilt es, die Rote Bete zu schälen und zu vierteln.
2. Reibe etwas Schale der Limette ab und halbiere die Frucht. Presse den Saft aus und fange diesen auf.
3. Wasche die Äpfel und Birnen, entkerne sie und schneide sie ebenfalls in Viertel.
4. Wasche die Möhren und schäle diese nur, wenn sie von keiner Bio-Qualität sind. Halbiere das Gemüse.
5. Gib alle geschnittenen Zutaten gemeinsam mit dem Limettensaft sowie dem Limetten-Abrieb in den Entsafter.

Ingwer-Orangen-Saft

Für eine Person

Zubereitungszeit: 10 Minuten

Zutaten:

- 20 g Ingwer
- 1 Apfel
- 2 Möhren
- 3 Orangen

Zubereitung:

1. Schäle den Ingwer mithilfe eines Esslöffels und brich die Wurzel anschließend in Stücke.
2. Wasche den Apfel und entkerne ihn. Schneide das Obst anschließend in Viertel.
3. Wasche die Möhren und Orangen. Halbiere die Möhren und entferne die Schale der Orangen.
4. Gib nun alle Zutaten in den Entsafter und verdünne die Masse bei Bedarf mit etwas Mineralwasser.

Ananas-Kokos-Saft

Für eine Person

Zubereitungszeit: zehn Minuten

Zutaten:

- 1 Ananas
- 200 ml ungesüßtes Kokoswasser
- 1 Orange

Zubereitung:

1. Halbiere die Orange und presse den Saft aus.
2. Vermenge den Saft mit dem Kokoswasser.
3. Schäle die Ananas und entferne den Strunk. Gib das Fruchtfleisch anschließend in den Entsafter.
4. Vermenge den Ananas-Saft mit dem Orangen-Kokoswasser.

Mandarinen-Himbeer-Saft

Für eine Person

Zubereitungszeit: zehn Minuten

Zutaten:

- 8 Mandarinen
- 2 Äpfel
- 2 Orangen
- 200 g Himbeeren

Zubereitung:

1. Halbiere die Orange und presse den Saft aus.
2. Wasche die Himbeeren kurz und lasse sie auf einem Küchentuch trocknen.
3. Wasche die Äpfel, entferne das Kerngehäuse und schneide das Fruchtfleisch in Viertel.
4. Schäle die Mandarinen und entferne die bitteren Fäden (nach Belieben, denn auch die Fäden der Mandarine sind gesund).
5. Gib den Orangensaft, die Himbeeren, die geviertelten Äpfel sowie die geschälten Mandarinen in den Entsafter.

Bananen-Erdbeer-Saft

Für eine Person

Zubereitungszeit: zehn Minuten

Zutaten:

- 500 g Erdbeeren
- 2 Bananen
- 2 Stängel frische Minze

Zubereitung:

1. Wasche die Minze und schüttle sie anschließend trocken.
2. Wasche ebenfalls die Erdbeeren und entferne den grünen Strunk.
3. Schäle die Bananen.
4. Gib nun alle Zutaten in den Entsafter und füge nach Bedarf etwas Mineralwasser hinzu.

Spicy Erdbeer-Saft

Für eine Person

Zubereitungszeit: zehn Minuten

Zutaten:

- 500 g Erdbeeren
- 4 grüne Äpfel
- 1 Chili

Zubereitung:

1. Wasche die Chili und halbiere die Schote. Entferne die Kerne, wie auch den kleinen Strunk.
2. Wasche die Erdbeeren und tupfe diese mit einem Küchentuch trocken. Entferne auch hier das Grün.
3. Wasche die Äpfel und entferne das Kerngehäuse. Schneide die Äpfel in Viertel.
4. Gib alle Zutaten gemeinsam in den Entsafter.

Honigmelonen-Gurken-Saft mit Ingwer

Für eine Person

Zubereitungszeit: zehn Minuten

Zutaten:

- 1 Honigmelone
- 1 Gurke
- 2 grüne Äpfel
- 15 g Ingwer

Zubereitung:

1. Halbiere die Honigmelone und entferne die innenliegenden Kerne mit einem Esslöffel. Trenne anschließend die Schale vom Fruchtfleisch und schneide dieses in Stücke.
2. Wasche die Gurke und entferne die Enden.
3. Befreie den Ingwer mithilfe eines Esslöffels von der Schale.
4. Wasche die Äpfel, viertle sie und entferne das Kerngehäuse.
5. Gib alle Zutaten gemeinsam in den Entsafter.

Sojasprossen-Tomaten-Saft

Für eine Person

Zubereitungszeit: 15 Minuten

Zutaten:

- 200 g Sojasprossen
- 1 Fenchel
- 4 Tomaten
- 1 Stange Sellerie
- 2 Möhren
- 2 Stängel Basilikum
- 2 Stängel Thymian
- 2 Stängel Rosmarin

Zubereitung:

1. Wasche die Kräuter und schüttle sie trocken.
2. Entferne die Enden der Staudensellerie und wasche die Oberfläche einmal gründlich ab.
3. Wasche die Tomaten, halbiere sie und entferne den Strunk.
4. Wasche ebenfalls die Sojasprossen und lasse sie auf einem Küchentuch kurz trocknen.
5. Schäle die äußerste Schicht des Fenchels und halbiere diesen.
6. Gib alle Zutaten gemeinsam in den Entsafter.

Möhren-Honigmelonen-Saft

Für eine Person

Zubereitungszeit: zehn Minuten

Zutaten:

- 6 Möhren
- 1 Honigmelone
- 4 rote Äpfel

Zubereitung:

1. Wasche die Möhren und entferne das Grün.
2. Halbiere die Honigmelone und entferne die innenliegenden Kerne mithilfe eines Esslöffels. Trenne das Fruchtfleisch von der Schale und schneide dieses in Stücke.
3. Wasche und viertle die Äpfel. Entferne das Kerngehäuse.
4. Gib alle Zutaten gemeinsam in den Entsafter.

Erdbeer-Pfefferminz-Saft mit Feige

Für eine Person

Zubereitungszeit: 20 Minuten

Zutaten:

- 500 g Erdbeeren
- 150 ml Pfefferminztee
- 2 Feigen

Zubereitung:

1. Koche den Pfefferminztee auf und lasse ihn anschließend kurz abkühlen.
2. Wasche die Erdbeeren und tupfe sie trocken. Entferne das Grün.
3. Wasche und halbiere die Feigen.
4. Gib nun die Erdbeeren sowie die Feigen in den Entsafter und vermenge den Saft anschließend mit dem Pfefferminztee.

Apfel-Zucchini-Saft

Für eine Person

Zubereitungszeit: 10 Minuten

Zutaten:

- 4 Äpfel
- 1 Limette
- 1 Zucchini
- 2 Stängel Minze
- 150 ml Pfefferminztee

Zubereitung:

1. Gieße den Pfefferminztee auf und lasse ihn abkühlen.
2. Wasche die Kräuter und schüttle sie trocken.
3. Halbiere die Limette und presse den Saft auf. Fange diesen auf.
4. Wasche und viertle die Äpfel und entferne das innenliegende Kerngehäuse.
5. Wasche die Zucchini und entferne die Enden.
6. Gib die Zucchini, die Äpfel sowie die Minze-Stängel in den Entsafter und vermenge den produzierten Saft anschließend mit dem Pfefferminztee sowie dem Limettensaft.

Bananen-Saft mit Fenchel

Für eine Person

Zubereitungszeit: zehn Minuten

Zutaten:

- 2 Bananen
- 4 Orangen
- 1 Fenchelknolle

Zubereitung:

1. Halbiere die Orangen und presse den Saft auf. Fange diesen in einem Glas auf.
2. Entferne die äußere Schicht des Fenchels und schneide die Knolle in kleine Stücke.
3. Schäle die Bananen.
4. Gib die Bananen und die zerkleinerte Fenchelknolle durch den Entsafter.
5. Vermenge den Bananen-Fenchel-Saft anschließend mit dem Orangensaft.

Pflaumen-Dattel-Saft

Für eine Person

Zubereitungszeit: zehn Minuten

Zutaten:

- 5 Pflaumen
- 4 Datteln
- 4 Äpfel
- 2 Orangen
- 1 Möhre

Zubereitung:

1. Halbiere die Orangen und presse diese aus. Fange den Saft in einem Glas auf.
2. Wasche die Pflaumen und halbiere das Obst. Entferne den innenliegenden Stein.
3. Wasche und viertle die Äpfel und entferne das Kerngehäuse.
4. Halbiere die Datteln und entferne die Steine, wenn diese nicht bereits entsteint wurden.
5. Gib alle Zutaten gemeinsam in den Entsafter.

Ananas-Blumenkohl-Saft mit Kurkuma

Für eine Person

Zubereitungszeit: zehn Minuten

Zutaten:

- 1 Ananas
- 4 Röschen Blumenkohl
- 1 Apfel
- 5 g Kurkuma
- 5 g Ingwer

Zubereitung:

1. Schneide das grüne Ende der Ananas großzügig ab und entferne die Schale. Trenne nun den Strunk aus der Mitte heraus und schneide das Fruchtfleisch in Stücke.
2. Wasche die Blumenkohlröschen.
3. Schäle Ingwer und Kurkuma mithilfe eines Esslöffels.
4. Wasche und viertle den Apfel und entferne das Kerngehäuse.
5. Gib alle Zutaten zusammen in den Entsafter.

Apfel-Minze-Saft mit Spinat

Für eine Person

Zubereitungszeit: zehn Minuten

Zutaten:

- 4 Äpfel
- 150 ml Pfefferminztee
- 1 Limette
- 200 g frischer Spinat
- 2 Stängel Minze

Zubereitung:

1. Wasche die Minze und schüttle sie trocken.
2. Halbiere die Limette und presse den Saft aus. Fange den Saft in einem Glas auf und stelle ihn beiseite.
3. Wasche und viertle die Äpfel und entferne das innenliegende Kerngehäuse.
4. Wasche den Spinat und lasse ihn abtropfen.
5. Gib den Spinat gemeinsam mit den Äpfeln und der Minze in den Entsafter.
6. Vermenge den entstandenen Saft mit dem Pfefferminztee sowie dem Limettensaft.

Erfrischender Wassermelonen-Blaubeer-Saft

Für eine Person

Zubereitungszeit: zehn Minuten

Zutaten:

- 1 kleine Wassermelone
- 50 g Himbeeren
- 50 g Blaubeeren
- 3 Stängel Minze

Zubereitung:

1. Wasche die Minze und schüttle sie trocken.
2. Wasche Blaubeeren und Himbeeren und tupfe sie vorsichtig mit einem Küchentuch trocken.
3. Schneide die Wassermelone in Viertel und löse das Fruchtfleisch von der Schale.
4. Gib alle Zutaten gemeinsam in den Entsafter.

Gurken-Saft mit Petersilie

Für eine Person

Zubereitungszeit: zehn Minuten

Zutaten:

- 2 Gurken
- 1 Zitrone
- 5 g Ingwer
- 50 g Petersilie
- 1 Prise Cayennepfeffer

Zubereitung:

1. Wasche die Gurken und entferne die Enden.
2. Wasche die Petersilie und schüttle sie trocken.
3. Schäle den Ingwer mithilfe eines Esslöffels.
4. Halbiere die Zitrone und presse den Saft aus. Fange den Saft in einem Glas auf.
5. Gib die Gurke, die Petersilie sowie den Ingwer in den Entsafter.
6. Vermenge den produzierten Saft mit dem Zitronensaft und würze alles mit einer Prise Cayennepfeffer.

Brokkoli-Apfel-Saft

Für eine Person

Zubereitungszeit: zehn Minuten

Zutaten:

- 4 Äpfel
- 4 Röschen Brokkoli
- 1 Stange Sellerie
- ½ Gurke
- 1 Limette
- 10 g Ingwer

Zubereitung:

1. Wasche die Brokkoli-Röschen und lasse sie abtropfen.
2. Halbiere die Limette, presse den Saft aus und fange diesen in einem Glas auf.
3. Wasche und viertle die Äpfel und entferne das Kerngehäuse.
4. Wasche die Sellerie und entferne die Enden.
5. Schäle den Ingwer mithilfe eines Esslöffels.
6. Wasche die halbe Gurke und entferne das Ende.
7. Gib Brokkoli, Äpfel, Sellerie, Gurke sowie Ingwer in den Entsafter und vermenge den entstandenen Saft anschließend mit dem Limettensaft.

Mango-Möhren-Saft mit Chili

Für eine Person

Zubereitungszeit: zehn Minuten

Zutaten:

- 1 Mango
- 4 Äpfel
- 2 Möhren
- 1 Limette
- 2 Stängel Basilikum
- 2 Stängel Minze
- 1 Chili

Zubereitung:

1. Wasche Basilikum und Minze und schüttle die Kräuter anschließend trocken.
2. Halbiere die Limette, presse den Saft aus und fange diesen in einem Glas auf.
3. Wasche die Chili, halbiere sie und entferne die innenliegenden Kerne sowie den Strunk.
4. Wasche und viertle die Äpfel und entferne das Kerngehäuse.
5. Schäle die Mango und schneide das Fruchtfleisch vom Kern ab.
6. Wasche die Möhren und entferne die Enden.

7. Gib Mango, Äpfel, Möhren, Basilikum, Minze sowie Chili in den Entsafter und vermenge den produzierten Saft mit dem Limettensaft.

Orangen-Spinat-Saft mit Ingwer

Für eine Person

Zubereitungszeit: zehn Minuten

Zutaten:

- 3 Orangen
- 300 g frischer Spinat
- 10 g Ingwer

Zubereitung:

1. Halbiere die Orangen, presse den Saft aus und fange diesem in einem Glas auf.
2. Schäle den Ingwer mithilfe eines Esslöffels.
3. Wasche den Spinat unter kaltem Wasser und lasse ihn gut abtropfen.
4. Gib Spinat und Ingwer durch den Entsafter und vermenge den entstandenen Saft mit dem Orangensaft.

Grüner Spinat-Grünkohl-Saft

Für eine Person

Zubereitungszeit: zehn Minuten

Zutaten:

- 4 Blätter Grünkohl
- 200 g Spinat
- 3 grüne Äpfel
- ½ Gurke
- 1 Orange
- 1 Bund Pfefferminz

Zubereitung:

1. Wasche die Pfefferminze und schüttle sie anschließend trocken.
2. Halbiere die Orange und presse den Saft aus. Fange den Saft in einem Glas auf.
3. Wasche und viertle die Äpfel und entferne das Kerngehäuse.
4. Wasche den Grünkohl und den Spinat und lasse die Zutaten anschließend kurz abtropfen.
5. Wasche die Gurke und entferne das Ende.
6. Gib Grünkohl, Spinat, Äpfel, Gurke sowie die Pfefferminze durch den Entsafter und vermenge den produzierten Saft mit dem Orangensaft.

Scharfer Tomatensaft

Für eine Person

Zubereitungszeit: zehn Minuten

Zutaten:

- 3 Tomaten
- 1 Selleriestange
- 1 Chilischote
- 5 g Ingwer
- 3 Stängel Oregano
- 3 Stängel Basilikum
- Salz und Pfeffer

Zubereitung:

1. Wasche Oregano und Basilikum und schüttle die Kräuter trocken.
2. Wasche die Chili, halbiere die Schote und entferne die Kerne sowie den Strunk.
3. Wasche und halbiere die Tomaten und entferne den grünen Strunk.
4. Wasche die Sellerie und schneide die Enden ab.
5. Schäle den Ingwer mithilfe eines Esslöffels.
6. Gib die Tomaten, die Sellerie, die Chili, den Ingwer sowie die Kräuter in den Entsafter.
7. Würze den entstandenen Saft mit Salz und Pfeffer und verdünne ihn bei Bedarf mit etwas Mineralwasser.

Saurer Grapefruit-Orangensaft

Für eine Person

Zubereitungszeit: zehn Minuten

Zutaten:

- 1 Grapefruit
- 2 Orangen
- 1 Zitrone
- 200 ml Wasser (lauwarm)

Zubereitung:

1. Halbiere die Grapefruit und presse den Saft aus.
2. Halbiere ebenfalls die Orangen und presse den Saft aus.
3. Reibe etwas Schale der Zitrone ab und halbiere diese ebenfalls. Vermenge den aufgefangenen Zitronensaft mit dem Saft der Grapefruit sowie dem Orangensaft.
4. Gib nun das Wasser unter den Saft und garniere diesen mit dem Zitronenabrieb.

Rote Bete-Limetten-Saft

Für eine Person

Zubereitungszeit: zehn Minuten

Zutaten:

- 1 frische Rote Bete
- 1 Limette
- 2 Möhren
- 2 Äpfel
- 1 TL Kokosöl

Zubereitung:

1. Halbiere die Limette und presse den Saft aus. Fange den Limettensaft in einem Glas auf.
2. Wasche und schäle die Rote Bete. Halbiere sie anschließend.
3. Wasche die Möhren und entferne die Enden.
4. Wasche und viertle die Äpfel und schneide das Kerngehäuse aus dem Fruchtfleisch.
5. Gib die Rote Bete gemeinsam mit den Äpfeln und Möhren durch den Entsafter.
6. Vermenge den entstandenen Saft anschließend mit dem Limettensaft.
7. Erhitze das Kokosöl, bis es flüssig ist und rühre es in den Saft ein.

Kiwi-Saft mit Nelken und Zimt

Für eine Person

Zubereitungszeit: zehn Minuten

Zutaten:

- 4 Kiwi (gelb)
- 4 Kiwi (grün)
- 100 ml Pfefferminztee
- 1 Prise Zimt
- 1 Prise gemahlene Nelken

Zubereitung:

1. Halbiere die Kiwi und entferne das Fruchtfleisch mithilfe eines Teelöffels aus der Schale.
2. Koche den Pfefferminztee auf und lasse ihn kurz abkühlen.
3. Gib die Kiwi durch den Entsafter und vermenge den Kiwi-Saft mit dem Tee.
4. Würze den Saft anschließend mit einer Prise Zimt sowie einer Prise gemahlener Nelken.

Blaubeer-Minze-Saft

Für eine Person

Zubereitungszeit: fünf Minuten

Zutaten:

- 250 g Blaubeeren
- 3 Minze-Stängel
- 150 ml Wasser

Zubereitung:

1. Wasche die Blaubeeren und tupfe sie mit einem Küchentuch trocken.
2. Wasche die Minze und schüttle sie trocken.
3. Gib die Blaubeeren gemeinsam mit der Minze in den Entsafter.
4. Vermenge den entstandenen Saft anschließend mit Wasser, bis er trinkbar-flüssig ist.

Saurer Apfel-Saft mit Ingwer

Für eine Person

Zubereitungszeit: zehn Minuten

Zutaten:

- 4 Äpfel
- 5 g Ingwer
- 1 Zitrone
- 1 Limette

Zubereitung:

1. Halbiere die Zitrone und die Limette und presse den Saft der Zitrusfrüchte aus. Fange den Saft anschließend in einem Glas auf.
2. Wasche und viertle die Äpfel und entferne die Kerngehäuse aus dem Fruchtfleisch.
3. Schäle den Ingwer mithilfe eines Esslöffels.
4. Gib die Äpfel mit dem Ingwer durch den Entsafter.
5. Vermische anschließend den entstandenen Saft mit dem Zitronen-Limetten-Saft.

Pflaumen-Saft mit Zimt

Für eine Person

Zubereitungszeit: 15 Minuten

Zutaten:

- 1 Stange Zimt
- 400 g Pflaumen
- 200 ml kochendes Wasser

Zubereitung:

1. Koche das Wasser auf und gieße es in eine Tasse. Lege die Zimtstange hinein und lasse den Zimt-Tee zehn Minuten lang ziehen und dabei abkühlen.
2. Wasche und halbiere die Pflaumen und löse die Kerne aus dem Fruchtfleisch heraus.
3. Gib die Pflaumen durch den Entsafter und vermenge den entstandenen Saft anschließend mit dem Zimt-Tee.

Frischer Möhren-Saft mit Apfel und Zitrone

Für eine Person

Zubereitungszeit: zehn Minuten

Zutaten:

- 5 Möhren
- 2 Äpfel
- 1 Zitrone
- 1 Orange

Zubereitung:

1. Halbiere die Zitrone und die Orange und presse den Saft der Zitrusfrüchte aus. Fange den Saft anschließend in einem Glas auf.
2. Wasche und viertle die Äpfel und entferne das Kerngehäuse aus dem Fruchtfleisch.
3. Wasche die Möhren und schneide die Enden ab.
4. Gib die Möhren und die Äpfel durch den Entsafter.
5. Vermenge den entstandenen Saft anschließend mit dem Orangen-Zitronen-Saft.

Frischer Gurken-Saft mit Limette

Für eine Person

Zubereitungszeit: fünf Minuten

Zutaten:

- 1 Gurke
- 15 g Ingwer
- 2 Limetten

Zubereitung:

1. Wasche die Gurken und entferne die Enden. Schneide die Gurke anschließend in Stücke.
2. Halbiere die Limetten und presse den Saft aus. Fange den Saft anschließend in einem Glas auf.
3. Schäle den Ingwer mithilfe eines Esslöffels.
4. Gib den Ingwer gemeinsam mit dem Gurkenstücken durch den Entsafter.
5. Vermenge den entstandenen Saft anschließend mit dem Limettensaft.

Himbeer-Saft mit Orange und Apfel

Für eine Person

Zubereitungszeit: zehn Minuten

Zutaten:

- 200 g Himbeeren
- 2 Orangen
- 1 Zitrone
- 1 Apfel

Zubereitung:

1. Wasche die Himbeeren vorsichtig und lasse sie anschließend abtropfen.
2. Halbiere die Orangen sowie die Zitrone und presse den Saft der Zitrusfrüchte aus. Fange den Saft in einem Glas auf.
3. Wasche und viertle den Apfel und entferne das Kerngehäuse.
4. Gib den Apfel sowie die Himbeeren durch den Entsafter.
5. Vermenge den entstandenen Saft mit dem Saft der Orangen und der Zitrone.

Würziger Apfel-Chia-Saft

Für eine Person

Zubereitungszeit: 15 Minuten

Zutaten:

- 4 Äpfel
- 200 ml Chia-Tee
- 5 g Ingwer
- 1 Stange Zimt
- 1 Sternanis

Zubereitung:

1. Gieße den Chia-Tee mit kochendem Wasser auf und gib die Zimtstange sowie das Sternanis hinein. Lasse alles zehn Minuten lang ziehen.
2. Wasche und viertle die Äpfel und entferne das Kerngehäuse.
3. Schäle den Ingwer mithilfe eines Esslöffels.
4. Gib nun die Äpfel sowie den Ingwer durch den Entsafter.
5. Nimm die Zimtstange sowie den Sternanis aus dem Chia-Tee und vermenge diesen mit dem Apfel-Ingwer-Saft.

Bananen-Himbeer-Saft

Für eine Person

Zubereitungszeit: zehn Minuten

Zutaten:

- 2 Bananen
- 250 g Himbeeren
- 1 roter Apfel
- 2 Stängel Minze

Zubereitung:

1. Wasche die Minze und schüttle sie trocken.
2. Wasche die Himbeeren vorsichtig und lasse sie abtropfen.
3. Wasche und viertle den Apfel und entferne das Kerngehäuse.
4. Schäle die Bananen.
5. Gib nun die Bananen mit dem Apfel, den Himbeeren sowie der Minze durch den Entsafter.

Kirsch-Saft mit Erdbeere und Banane

Für eine Person

Zubereitungszeit: 15 Minuten

Zutaten:

- 300 g Kirschen
- 200 g Erdbeeren
- 1 Banane

Zubereitung:

1. Wasche die Kirschen und entkerne sie.
2. Wasche die Erdbeeren und entferne den grünen Strunk.
3. Schäle die Banane.
4. Gib die entkernten Kirschen gemeinsam mit der Banane und den Erdbeeren in den Entsafter und vermenge den Saft nach Bedarf mit einem Schuss Mineralwasser.

Brennnesselsaft mit Erdbeeren

Für eine Person

Zubereitungszeit: 15 Minuten

Zutaten:

- 500 g Erdbeeren
- 200 ml Brennnesseltee
- 4 Stängel Pfefferminze

Zubereitung:

1. Koche den Brennnesseltee mit heißem Wasser auf und lasse ihn zehn Minuten lang ziehen (alternativ kannst du auch frische und saubere Brennnesseln aus dem Garten verwenden, du benötigst ungefähr zehn Brennnesselblätter).
2. Wasche die Erdbeeren und entferne den grünen Strunk.
3. Wasche die Pfefferminze und schüttle sie anschließend trocken.
4. Gib die Erdbeeren mit der Pfefferminze durch den Entsafter.
5. Vermenge den entstandenen Saft anschließend mit dem abgegossenen Brennnesseltee.

Apfel-Trauben-Saft

Für eine Person

Zubereitungszeit: fünf Minuten

Zutaten:

- 5 grüne Äpfel
- 200 g rote Trauben

Zubereitung:

1. Wasche die Weintrauben und lasse sie abtropfen. Pflücke anschließend alle Trauben ab und entferne die holzigen Stiele.
2. Wasche die Äpfel und viertle sie. Entferne das Kerngehäuse.
3. Gib die Äpfel gemeinsam mit den Trauben durch den Entsafter.

Johannisbeeren-Sanddorn-Saft

Für eine Person

Zubereitungszeit: 15 Minuten

Zutaten:

- 100 g Sanddorn
- 400 g Johannisbeeren
- 200 ml Kamillentee

Zubereitung:

1. Gieße den Kamillentee auf und lasse ihn fünf bis zehn Minuten lang ziehen.
2. Wasche währenddessen die Johannisbeeren und lasse sie abtropfen. Trenne anschließend alle Beeren von den kleinen Stielen.
3. Wasche den Sanddorn und lasse ihn ebenfalls gründlich abtropfen.
4. Gib die Johannisbeeren mit dem Sanddorn in den Entsafter.
5. Vermenge den produzierten Saft anschließend mit dem abgekühlten Kamillentee.

Artischocken-Sauerkraut-Saft

Für eine Person

Zubereitungszeit: 15 Minuten

Zutaten:

- 80 g Sauerkraut
- 2 Artischockenherzen
- 150 ml Brennnesseltee

Zubereitung:

1. Koche den Brennnesseltee auf und lasse ihn anschließend zehn Minuten lang ziehen.
2. Reinige die Artischockenherzen.
3. Schneide das Sauerkraut klein.
4. Gib Sauerkraut sowie Artischocken durch den Entsafter.
5. Vermenge den entstandenen Saft anschließend mit dem abgekühlten Brennnesseltee.

Weißkohl-Brokkoli-Saft

Für eine Person

Zubereitungszeit: zehn Minuten

Zutaten:

- 7 Blätter Weißkohl
- 3 Brokkoli-Röschen
- 4 Tomaten
- 5 Möhren
- 2 Zitronen

Zubereitung:

1. Halbiere die Zitronen und presse sie aus. Fange den Saft in einem Glas auf.
2. Wasche die Weißkohlblätter sowie die Brokkoli-Röschen.
3. Wasche die Tomaten, halbiere sie und entferne den grünen Strunk.
4. Gib die Weißkohlblätter gemeinsam mit dem Brokkoli und den Tomaten durch den Entsafter.
5. Vermenge den entstandenen Saft mit dem Zitronensaft.

Süßkartoffel-Saft mit Birne

Für eine Person

Zubereitungszeit: zehn Minuten

Zutaten:

- 1 Süßkartoffel
- 4 Stangen Staudensellerie
- 2 Birnen
- 2 Orangen
- 1 Apfel

Zubereitung:

1. Wasche und viertle die Birnen sowie den Apfel und entferne das Kerngehäuse aus dem Fruchtfleisch.
2. Schäle die Süßkartoffel und schneide sie in Viertel.
3. Wasche die Selleriestangen und schneide die Enden ab.
4. Halbiere die Orangen und presse sie aus. Fange den Saft in einem Glas auf.
5. Gib nun Apfel, Birnen, Staudensellerie sowie Süßkartoffel in den Entsafter.
6. Vermenge den produzierten Saft mit dem zuvor ausgepressten Orangensaft.

Apfel-Paprika-Saft

Für eine Person

Zubereitungszeit: 15 Minuten

Zutaten:

- 2 rote Spitzpaprika
- 3 rote Äpfel
- 4 Möhren
- 150 ml Kräutertee

Zubereitung:

1. Gieße den Kräutertee mit kochendem Wasser auf und lasse ihn fünf bis zehn Minuten lang ziehen.
2. Wasche die Paprika und halbiere sie. Entferne die innenliegenden Kerne sowie den Strunk.
3. Wasche und viertle die Äpfel und schneide das Kerngehäuse aus dem Fruchtfleisch heraus.
4. Wasche die Möhren und entferne die Enden.
5. Gib nun die Möhren gemeinsam mit den Äpfeln sowie der Spitzpaprika durch den Entsafter.
6. Vermenge den produzierten Saft anschließend mit dem abgekühlten Kräutertee.

Kürbis-Cranberries-Saft

Für eine Person

Zubereitungszeit: 15 Minuten

Zutaten:

- 1 Süßkartoffel
- 200 g Hokkaido-Kürbis
- 6 Möhren
- ½ Galia-Melone
- 100 g Cranberries
- 3 Tomaten

Zubereitung:

1. Wasche die Cranberries und lasse sie abtropfen.
2. Schäle die Süßkartoffel.
3. Halbiere die Galia-Melone und löse die Kerne mithilfe eines Esslöffels aus dem Fruchtfleisch. Entferne anschließend die Schale und schneide das Fruchtfleisch in Stücke.
4. Entferne eventuelle Kerne vom Fruchtfleisch des Hokkaido-Kürbisses und schneide dieses in Stücke (die Schale ist bei dieser Kürbis-Art genießbar).
5. Wasche die Möhren und schneide die Enden ab.
6. Wasche und halbiere die Tomaten und entferne den grünen Strunk.

7. Gib die Süßkartoffel, die Kürbis-Stücke, die Möhren, die Melone sowie Cranberries und Tomaten durch den Entsafter.

Obstsalat-Saft

Für eine Person

Zubereitungszeit: zehn Minuten

Zutaten:

- 1 Apfel
- 1 Ananas
- 1 Pfirsich
- 1 Nektarine
- 1 Birne

Zubereitung:

1. Wasche und viertle die Birne und den Apfel und entferne das innenliegende Kerngehäuse.
2. Entferne das obere und untere Ende der Ananas sowie die Schale und schneide das Fruchtfleisch vom Strunk.
3. Wasche und halbiere die Nektarine und den Pfirsich und entferne die Kerne.
4. Gib alle Zutaten durch den Entsafter und vermenge die Masse nach Bedarf mit einem Schuss Mineralwasser.

Orangen-Möhren-Saft mit Basilikum

Für eine Person

Zubereitungszeit: zehn Minuten

Zutaten:

- 2 Orangen
- 2 Äpfel
- 2 Möhren
- 5 g Ingwer
- 3 Stängel Basilikum

Zubereitung:

1. Wasche das Basilikum und schüttle die Stängel anschließend trocken.
2. Halbiere die Orangen und presse sie aus. Fange den Saft in einem Glas auf.
3. Wasche und viertle die Äpfel und entferne das Kerngehäuse.
4. Schäle den Ingwer mithilfe eines Esslöffels.
5. Wasche die Möhren und entferne die Enden.
6. Gib Möhren, Äpfel, Ingwer sowie Basilikum durch den Entsafter.
7. Vermenge den produzierten Saft anschließend mit dem zuvor ausgepressten Orangensaft.

Birnen-Saft mit Limette und Minze

Für eine Person

Zubereitungszeit: 15 Minuten

Zutaten:

- 4 Birnen
- 1 Limette
- 150 ml Pfefferminztee
- 1 Stängel Minze

Zubereitung:

1. Gieße den Pfefferminztee mit kochendem Wasser auf und lasse ihn zehn Minuten lang ziehen.
2. Halbiere die Limette und presse sie aus. Fange den Saft in einem Glas auf.
3. Wasche und viertle die Birnen und entferne das innenliegende Kerngehäuse.
4. Wasche den Minze-Stängel und schüttle ihn trocken.
5. Gib die Birnen gemeinsam mit der Minze durch den Entsafter.
6. Vermenge den Birnen-Minze-Saft mit dem Limettensaft sowie dem abgekühlten Pfefferminztee.

Tomaten-Paprika-Saft mit Ingwer

Für eine Person

Zubereitungszeit: zehn Minuten

Zutaten:

- 6 Tomaten
- 4 rote Paprika
- 1 Stange Staudensellerie
- 5 g Ingwer

Zubereitung:

1. Wasche und halbiere die Tomaten und entferne den grünen Strunk.
2. Wasche die Paprikaschoten und halbiere diese. Entferne auch hier den Strunk sowie die Kerne.
3. Wasche die Selleriestange und schneide die trockenen Enden ab.
4. Schäle den Ingwer mithilfe eines Esslöffels.
5. Gib alle Zutaten in den Entsafter.

Grüner Kiwi-Apfel-Saft

Für eine Person

Zubereitungszeit: zehn Minuten

Zutaten:

- 1 Gurke
- 200 g frischer Spinat
- 1 Kiwi
- 1 grüner Apfel
- 2 Stangen Staudensellerie

Zubereitung:

1. Halbiere die Kiwi und hebe das Fruchtfleisch mit einem Löffel aus der Schale.
2. Wasche die Gurke und entferne die Enden.
3. Wasche den Spinat und lasse ihn in einem Sieb abtropfen.
4. Wasche und viertle den Apfel und entferne das Kerngehäuse.
5. Wasche die Staudensellerie und schneide die trockenen Enden ab.
6. Gib alle Zutaten gemeinsam in den Entsafter und vermenge den Saft nach Bedarf mit einem Schuss Mineralwasser.

Möhren-Fenchel-Saft

Für eine Person

Zubereitungszeit: zehn Minuten

Zutaten:

- 8 Möhren
- 1 Fenchelknolle
- 2 Orangen
- 1 Zitrone

Zubereitung:

1. Entferne die äußere Schicht der Fenchelknolle und reinige diese gründlich.
2. Wasche die Möhren und entferne die Enden.
3. Halbiere die Orangen und presse diese aus. Fange den Saft in einem Glas auf.
4. Gib nun die Möhren mit dem Fenchel durch den Entsafter.
5. Vermenge den entstandenen Saft mit dem zuvor gepressten Orangensaft.

Beeren-Saft

Für eine Person

Zubereitungszeit: zehn Minuten

Zutaten:

- 100 g Blaubeeren
- 100 g Johannisbeeren
- 100 g Himbeeren
- 100 g Brombeeren
- 300 ml Mineralwasser

Zubereitung:

1. Wasche die Blaubeeren, Himbeeren und Brombeeren und lasse sie in einem Sieb abtropfen.
2. Wasche die Johannisbeeren und pflücke sie von den dünnen Stängeln. Lasse die Johannisbeeren ebenfalls kurz trocknen.
3. Gib alle Beeren durch den Entsafter und vermenge den entstandenen Saft anschließend mit dem Mineralwasser.

Gelber Aprikosen-Saft

Für eine Person

Zubereitungszeit: zehn Minuten

Zutaten:

- 1 Orange
- 2 Möhren
- 1 Apfel
- 4 Aprikosen
- 300 ml Mineralwasser

Zubereitung:

1. Schäle die Orange und presse sie aus. Fange den Saft in einem Glas auf.
2. Wasche die Möhren und entferne die Enden.
3. Wasche den Apfel und viertle ihn. Entferne das Kerngehäuse aus dem Fruchtfleisch.
4. Wasche die Aprikosen und halbiere sie. Entferne auch hier die Kerne aus dem Fruchtfleisch.
5. Gib Möhren, Apfel sowie Aprikosen durch den Entsafter.
6. Vermenge den entstandenen Saft anschließend mit dem zuvor gepressten Orangensaft sowie dem Mineralwasser.

Saftpulver – eine sinnvolle Vorbereitung für das Saftfasten und für den Alltag

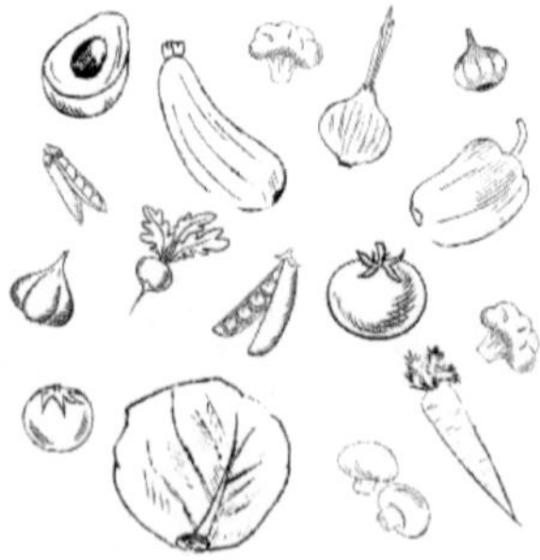

Vielleicht hast du dir bereits beim Durchlesen der vielen Rezepte und Anleitungen Sorgen gemacht, dass die Zubereitung der fünf bis acht Säfte am Tag eine Menge Zeit benötigt und du es nicht immer schaffst, deine Säfte frisch herzustellen. Vergleichen wir das Zubereiten der Säfte einmal mit dem gewöhnlichen Kochen, so wirst du mit Sicherheit erkennen, dass es sich hier um einen deutlich geringeren Zeitaufwand handelt. Ja, du musst dein Obst und Gemüse einkaufen, waschen, schneiden und durch den Entsafter drücken, jedoch ist dies immer noch eine deutlich schnellere Angelegenheit als das lange Kochen von Kartoffeln oder dem Backen von Brot. Wenn du dich jedoch noch besser auf deine Saftkur vorbereiten möchtest oder dich auch in Zukunft regelmäßig zwischendurch von schnellen und gesunden Säften ernähren möchtest, findest du nachfolgend einige Rezepte für Saft-Pulver. Bei Saft-Pulvern handelt es sich um nichts anderes als getrocknetes und gemahlenes Obst und Gemüse. Um diese Pulver herzustellen, benötigst du selbstverständlich wieder etwas Zeit und Mühe. Mit nur einem Rezept jedoch stellst du bis zu sieben Portionen her und kannst diese trocken für eine lange Zeit aufbewahren.

Um Frucht- und Gemüsepulver herzustellen, benötigst du entweder einen Dörrautomaten oder einen handelsüblichen Backofen. Das Prinzip hinter den Pulvern ist, dass du dein Gemüse und Obst zerschneidest und schonend trocknest, damit die wertvollen Nährstoffe nicht verloren gehen. Sobald die Lebensmittel vollständig trocken sind, kannst du sie mithilfe eines Mörsers oder Mixers zu feinen Pulvern verarbeiten, die sich anschließend wieder in Wasser auflösen und fast genauso gut schmecken, wie frische Säfte. Vor allem für Unterwegs eignen sich diese Pulver hervorragend, denn du kannst sie einfach in kleinen Behältnissen mit dir führen und in frisches und kaltes Mineralwasser einrühren.

Nachfolgend werden dir also einige Rezepte für Saft-Pulver vorgestellt, die du im großen Stil vorbereiten und anschließend im kleinen Stil und ohne viel Aufwand genießen kannst!

Hinweis: Wenn du dein Obst und Gemüse im Backofen trocknest, sollte die Ofentür immer mit einem Kochlöffel leicht offengehalten werden, damit die überschüssige Feuchtigkeit entweichen kann. Bei Dörrautomaten ist dies automatisch gegeben.

Bananen-Saft-Pulver mit Minze

Für sieben Portionen

Trocknungszeit: 10 bis 12 Stunden

Temperatur: 45 Grad Celsius

Zutaten:

- 8 Bananen
- 400 g frische Minze

Zubereitung:

1. Schäle die Bananen und schneide sie in dünne Scheiben.
2. Wasche die Minze und schüttle sie trocken. Zupfe anschließend die Blätter von dem Stiel ab.
3. Belege ein Backblech oder die Gitter eines Dörrautomaten mit Backpapier und verteile die Bananenscheiben sowie die Minze flächig auf diesem.
4. Trockne die Lebensmittel zehn bis zwölf Stunden lang, bis sie vollkommen trocken sind.
5. Zermahle die Bananenscheiben und Minze-Stücke zu einem feinen Pulver und bewahre dieses anschließend in einem luftdichten Behältnis auf.
6. Rühre für den Verzehr ungefähr zwei bis drei Esslöffel des Pulvers in kaltes Wasser ein.

Kiwi-Saft-Pulver mit Minze

Für sieben Portionen

Trocknungszeit: 10 bis 12 Stunden

Temperatur: 45 Grad Celsius

Zutaten:

- 8 Kiwi
- 400 g frische Minze

Zubereitung:

1. Halbiere die Kiwi und nimm das Fruchtfleisch mithilfe eines Löffels aus der Schale. Schneide die Kiwi anschließend in dünne Scheiben.
2. Wasche die Minze und schüttle sie trocken. Zupfe anschließend die Blätter von dem dicken Stiel ab.
3. Gib die Kiwi-Scheiben und die Minze auf ein mit Backpapier ausgelegtes Backblech oder das Gitter des Dörrautomaten.
4. Trockne die Lebensmittel 10 bis 12 Stunden lang bei 45 Grad Celsius und achte darauf, dass die Feuchtigkeit aus dem Ofen entweichen kann.
5. Sobald die Kiwi und Minze vollständig trocken sind, ist es an der Zeit, die Lebensmittel zu Pulver zu zermahlen und in einem luftdichten Behältnis aufzubewahren.
6. Rühre zwei bis drei Esslöffels des Pulvers in kaltes Wasser ein, um einen leckeren Kiwi-Minze-Saft zu genießen.

Gurken-Sellerie-Saftpulver mit Möhre und Tomate

Für sieben Portionen

Trocknungszeit: 10 bis 12 Stunden

Temperatur: 45 Grad Celsius

Zutaten:

- 1 Gurke
- 2 Tomaten
- 3 Stangen Sellerie
- 500 g Möhren

Zubereitung:

1. Wasche die Tomaten und halbiere sie. Entferne den Strunk und schneide das Gemüse in dünne Scheiben.
2. Wasche die Sellerie und entferne auch hier die trockenen Enden. Schneide die Sellerie ebenfalls in dünne Scheiben.
3. Wasche die Gurke sowie die Möhren und entferne die Enden beider Gemüsesorten.
4. Schneide auch die Gurke und Möhren in dünne Scheiben.
5. Gib alle Zutaten auf ein Backblech oder das Dörrgitter, welches du zuvor mit Backpapier ausgelegt hast.
6. Trockne das Gemüse zehn bis zwölf Stunden lang, bis keine Feuchtigkeit mehr vorhanden ist.
7. Zermahle das getrocknete Gemüse anschließend zu einem feinen Pulver und bewahre dieses in einem luftdichten Behältnis auf.
8. Vermenge zwei bis drei Esslöffel des Pulvers mit frischem Mineralwasser.

Möhren-Apfel-Saftpulver

Für sieben Portionen

Trocknungszeit: 10 bis 12 Stunden

Temperatur: 45 Grad Celsius

Zutaten:

- 1000 g Möhren
- 500 g Apfel

Zubereitung:

1. Wasche die Möhren und entferne die Enden. Schneide das Gemüse anschließend in dünne Scheiben.
2. Wasche und viertle die Äpfel und entferne das Kerngehäuse. Schneide auch die Apfelviertel in dünne Scheiben.
3. Lege ein Backblech oder das Gitte des Dörrautomaten mit Backpapier aus und gib die Apfel- und Möhrenscheiben hinauf.
4. Trockne das Obst und Gemüse zehn bis zwölf Stunden lang bei 45 Grad Celsius.
5. Zermahle die getrockneten Zutaten anschließend zu einem feinen Pulver und bewahre dieses in einem luftdichten Behältnis auf.
6. Verrühre zwei bis drei Esslöffel des Möhren-Apfel-Pulvers mit frischem Mineralwasser.

Himbeer-Kirsch-Pulver mit Orange

Für sieben Portionen

Trocknungszeit: 10 bis 12 Stunden

Temperatur: 45 Grad Celsius

Zutaten:

- 1000 g Kirschen
- 500 g Himbeeren
- 1000 kg Orangen

Zubereitung:

1. Schäle die Orangen und schneide das Fruchtfleisch in dünne Stücke.
2. Wasche die Kirschen und Himbeeren. Entsteine und halbiere die Kirschen.
3. Lege die Gitter eines Dörrautomaten oder das Backblech mit Backpapier aus.
4. Verteile die Orangenstücke, die halbierten Kirschen sowie die Himbeeren flächig auf dem Backpapier und trockne die Lebensmittel zehn bis zwölf Stunden lang bei 45 Grad Celsius.
5. Zermahle die getrockneten Zutaten anschließend zu einem feinen Pulver und fülle dieses in ein luftdichtes Behältnis.
6. Verrühre zwei bis drei Esslöffel des Pulvers in frischem Mineralwasser.

Tomaten-Basilikum-Saftpulver mit Chili

Für sieben Portionen

Trocknungszeit: 10 bis 12 Stunden

Temperatur: 45 Grad Celsius

Zutaten:

- 1000 g Tomaten
- 1 Chili
- 1 Bund Basilikum

Zubereitung:

1. Wasche und halbiere die Tomaten und entferne den Strunk. Schneide das Gemüse anschließend in dünne Scheiben.
2. Wasche den Bund Basilikum und schüttle die Kräuter anschließend trocken. Zupfe die Blätter vom Stiel ab.
3. Wasche die Chili und entferne den Strunk sowie die innenliegenden Kerne.
4. Lege ein Backblech oder das Gitter des Dörrautomaten mit Backpapier aus und verteile die Zutaten flächig auf diesem.
5. Trockne alle Zutaten zehn bis zwölf Stunden lang bei 45 Grad Celsius.
6. Zermahle die getrockneten Lebensmittel anschließend zu einem feinen Pulver und fülle dieses in ein luftdichtes Behältnis.
7. Vermenge zwei bis drei Esslöffel des Saftpulvers mit frischem Mineralwasser.

Apfel-Gurken-Saftpulver mit Ingwer

Für sieben Portionen

Trocknungszeit: 10 bis 12 Stunden

Temperatur: 45 Grad Celsius

Zutaten:

- 1000 g Apfel
- 80 g Ingwer
- 2 Gurken

Zubereitung:

1. Wasche die Gurke und entferne die Enden. Schneide das Gemüse in dünne Scheiben.
2. Wasche die Äpfel, viertle sie und entferne das Kerngehäuse. Schneide auch das Obst in dünne Scheiben.
3. Schäle den Ingwer mithilfe eines Esslöffels und hacke ihn klein.
4. Lege ein Backblech oder das Gitter eines Dörrautomaten mit Backpapier auf und verteile die Zutaten flächig auf diesem.
5. Trockne die Zutaten zehn bis zwölf Stunden lang bei 45 Grad Celsius.
6. Zermahle den trockenen Apfel, die Gurke sowie den Ingwer zu einem feinen Pulver und befülle dieses in ein luftdichtes Behältnis.
7. Rühre zwei bis drei Esslöffel des Pulvers in frisches Mineralwasser ein.

Drei-Beeren-Saftpulver

Für sieben Portionen

Trocknungszeit: 10 bis 12 Stunden

Temperatur: 45 Grad Celsius

Zutaten:

- 1000 g Erdbeeren
- 500 g Blaubeeren
- 500 g Himbeeren

Zubereitung:

1. Trenne den Strunk aus den Erdbeeren und wasche diese. Lasse die Erdbeeren anschließend gründlich trocknen und schneide sie in dünne Scheiben.
2. Wasche die Himbeeren und Blaubeeren und tupfe sie trocken.
3. Lege das Backblech deines Ofens oder das Gitter deines Dörrautomaten mit Backpapier aus und verteile die Beeren flächig auf diesem.
4. Trockne die Beeren zehn bis zwölf Stunden lang bei 45 Grad Celsius.
5. Zermahle anschließend die getrockneten Beeren zu einem feinen Pulver und bewahre dieses in einem luftdichten Behältnis auf.
6. Rühre ein bis zwei Esslöffel des Beeren-Saftpulvers in frisches Mineralwasser ein.

Pfirsich-Aprikosen-Saftpulver mit Pflaumen

Für sieben Portionen

Trocknungszeit: 10 bis 12 Stunden

Temperatur: 45 Grad Celsius

Zutaten:

- 1000 g Pflaumen
- 250 g Aprikosen
- 500 g Pfirsiche

Zubereitung:

1. Wasche alle Zutaten gründlich und tupfe sie trocken.
2. Halbiere Pflaumen, Aprikosen und Pfirsiche und entferne den innenliegenden Stein.
3. Schneide das Obst nun in dünne Scheiben.
4. Belege das Backblech oder das Gitter des Dörrautomaten mit Backpapier und verteile die Obstscheiben auf diesem.
5. Trockne die Zutaten zehn bis zwölf Stunden lang bei 45 Grad Celsius.
6. Zermahle die getrockneten Pflaumen, Aprikosen und Pfirsiche zu einem feinen Pulver und fülle dieses in ein luftdichtes Behältnis.
7. Verrühre zwei bis drei Esslöffel des Pulvers in frischem Mineralwasser.

Brennnessel-Saftpulver

Für fünf Portionen

Trocknungszeit: 5 bis 7 Stunden

Temperatur: 45 Grad Celsius

Zutaten:

- 500 g Brennnesseln

Zubereitung:

1. Sammle die Brennnesseln in deinem Garten oder an einem Ort, der fernab einer Straße (und spazierengehenden Hunden) liegt.
2. Wasche die Brennnesseln nicht ab, sondern schüttle sie gründlich aus. Lasse sie gegebenenfalls einige Stunden draußen in der Sonne liegen, damit beheimatete Insekten sich ein neues Zuhause suchen können.
3. Zupfe nun die Blätter vorsichtig von den Stielen ab und lege diese auf ein Backblech oder ein Dörrautomaten-Gitter aus, welches du zuvor mit Backpapier belegt hast.
4. Trockne die Brennnesselblätter fünf bis sieben Stunden lang, bis keine Feuchtigkeit mehr vorhanden ist.
5. Alternativ kannst du die Brennnesseln auch kopfüber an einem luftigen Ort aufhängen und einige Tage ohne die Verwendung von Elektrizität trocknen lassen.
6. Zermahle die getrockneten Brennnesseln zu einem feinen Pulver und bewahre dieses in einem luftdichten Behältnis auf.
7. Rühre ein bis zwei Esslöffel des Pulvers in frisches Mineralwasser oder in Obst- und Gemüse-Säfte ein.

Hagebutten-Saftpulver

Für fünf Portionen

Trocknungszeit: 6 bis 7 Stunden

Temperatur: 45 Grad Celsius

Zutaten:

- 50 Hagebutten (frisch gesammelt)

Zubereitung:

1. Sammle die Hagebutten und wasche sie gründlich. Lasse die Hagebutten anschließend vollkommen trocknen.
2. Schneide die Enden der Hagebutten ab und halbiere die Früchte.
3. Belege ein Backblech oder das Gitter eines Dörrautomaten mit Backpapier und verteile die halbierten Hagebutten auf diesem.
4. Trockne die Früchte sechs bis sieben Stunden bei 45 Grad Celsius.
5. Zermahle die getrockneten Hagebutten anschließend zu einem feinen Pulver und fülle dieses in ein luftdichtes Behältnis.
6. Rühre ungefähr einen Esslöffel des Pulvers in kaltes Mineralwasser oder Obst- und Gemüsesäfte ein.

Fazit

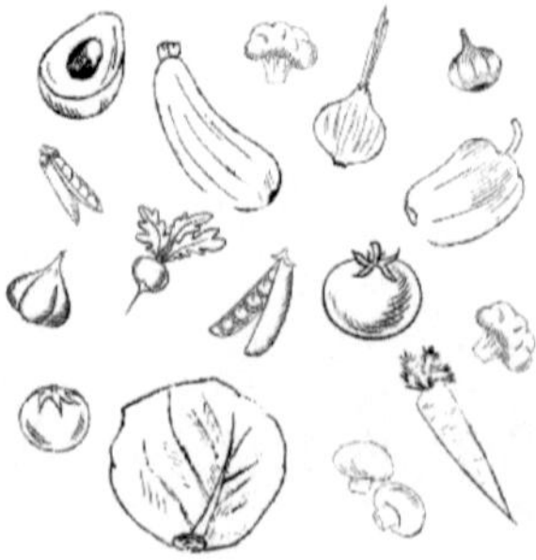

Hoffentlich hast du nach der Durchführung deiner Sieben-Tage-Saftfasten-Kur gemerkt, wie hochwertig eine solche „Pause" in der Ernährung sich auf deinen Körper auswirkt. Das Saftfasten ist kein gewöhnliches Fasten, bei dem du deinem Körper kaum Nahrung verabreichst, sondern sollte vielmehr als eine Art Urlaub für deinen Darm angesehen werden. Mit Sicherheit sind dir vor allem die ersten Tage deiner Fastenkur nicht leichtgefallen, doch hast du durchgehalten und konntest erleben, wie sich deine Darmgesundheit verbessert hat, dein Körper entgiftet wurde und vielleicht sogar noch das eine oder andere Pfund gepurzelt ist.

Siehe das Saftfasten nicht als eine einmalige Angelegenheit an, sondern führe diese Kur immer wieder – selbstverständlich mit reichlich Abständen – durch. Dieses „Resetting" deines Körpers ermöglicht dir eine nachhaltige, hochwertige und gesunde Ernährungsumstellung, damit du dich nicht mehr durch Heißhungerattacken zu einer Pizza oder dem Burger verführen lässt. Selbstverständlich gehören jene ungesunde Gerichte zu einem Luxus in unserem Leben, den auch du dir gelegentlich gönnen darfst und solltest. Wie du gelernt hast, ist eine Saftkur keine dauerhafte Ernährungsweise, sondern sollte deinen Ernährungsalltag bereichern. Eine ausgewogene Ernährung darf somit gelegentlich auch aus ungesunden Lebensmitteln bestehen – die Mischung macht es einfach aus. Mit dem Wissen und den vielen Rezepten aus diesem Buch wird es dir auch in Zukunft möglich sein, dich immer wieder gesund zu ernähren und deinem Körper die Vitalstoffe zu verabreichen, die er benötigt, um gut zu funktionieren und dir einen gesunden Alltag, trotz Stress, zu schenken.

Kennst du vielleicht noch mehr Personen, die von einer solchen Saftkur profitieren könnten oder mit denen du vielleicht gemeinsam das Saftfasten durchführen möchtest? Dann ist dieses Buch in deinen Händen eine wundervolle Geschenkidee, mit der du deinen Liebsten nicht nur eine Freude bereitest, sondern ihnen gleichzeitig dazu hilfst, noch gesünder zu leben. Teile deine Erfolge, freue dich über dein Durchhaltevermögen und genieße deine Gesundheit – mit frischen und gesunden Säften aus Obst und Gemüse für jeden Tag!

Bonus: Die Kraft von frischem Obst, Gemüse, Kräutern und Gewürzen

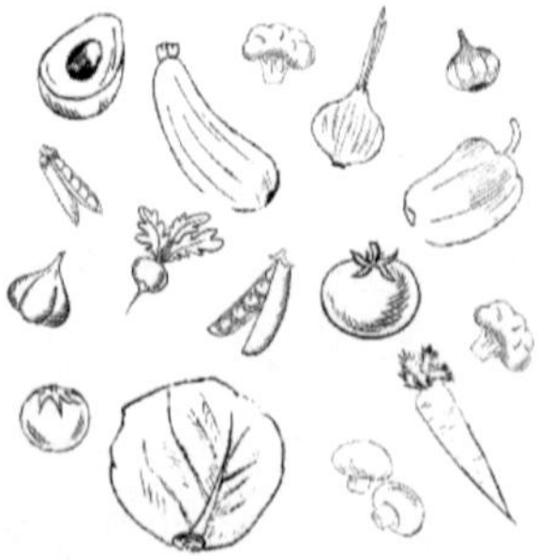

Dass frisches Obst und Gemüse gesund ist weißt du nach dem Lesen dieses Buches mit Sicherheit schon ganz genau. Doch welche Vitamine stecken eigentlich im Apfel und wie gesund ist eine Artischocke? Nachfolgend findest du alle Zutaten aus diesem Saft-Rezept-Buch in alphabetischer Reihenfolge sowie die gesundheitlichen Vorteile, die sie dir bringen!

Ananas: Reich an Spurenelementen (Eisen, Kupfer und Zink) und beinhaltet Eiweiß-spaltenden Enzym Bromelain. Wirkt entzündungshemmend und regt die Durchblutung sowie die Verdauung an.

Apfel: Kalorienarm, beinhaltet viele Vitamine, Mineralstoffe und Spurenelemente. Die Antioxidantien im Apfel schützen die Zellen vor freien Radikalen.

Aprikose: Beinhaltet Carotin sowie Vitamin B1, B2, Vitamin C, Kalzium sowie Phosphor. Diese Nährstoffe unterstützen den Kohlenhydratstoffwechsel, den Energiestoffwechsel und stärken das Immunsystem. Auch Zähne und Knochen werden von den Nährstoffen der Aprikose gestärkt.

Artischocke: Beinhaltet Vitamin C, Vitamin K und Mineralstoffe (Kupfer, Eisen, Mangan, Magnesium und Phosphor). Der Verzehr von Artischocken verbessert die Gehirnfunktion, die Knochengesundheit und fördert die Zellstoffwechselfunktionen.

Banane: Schneller Energielieferant aufgrund des hohen Fruchtzuckers. Sie beinhaltet außerdem Magnesium und Vitamin B6, welches eine wichtige Rolle beim Eiweißstoffwechsel spielt und gesund auf Muskeln, Nerven und Herz wirkt.

Basilikum: Besitzt eine entzündungshemmende Wirkung, baut Stress ab, beruhigt den Magen und lindert Gelenkschmerzen. Sogar multiresistente Bakterien können mit Basilikum bekämpft werden. Basilikum ist reich an Vitamin K, Calcium, Eisen und Betacarotin.

Birne: Beinhaltet Folsäure, Mineralstoffe (Eisen, Kalium, Kupfer, Jod, Magnesium, Phosphat und Zink) und spielt eine wichtige Rolle beim Aufbau von Serotonin (einem Glückshormon).

Blaubeere: Besonders kalorienarm und dafür reich an Kalium, Zink, Folsäure, Eisen sowie sekundären Pflanzenstoffen (Polyphenole), welche Zellen erneuern, Entzündungen bekämpfen und das Immunsystem stärken.

Blumenkohl: Reich an Vitaminen und Mineralstoffen sowie Cholin und Sulforaphan, welches vor Krebs schützt und das Nervensystem stärkt. Außerdem reich an Antioxidantien, welche Entzündungen und freie Radikale im Körper bekämpfen.

Brennnessel (Tee): Reich an Eiweiß und Mineralien, wie Kalzium, Kalium, Eisen, Silicium sowie Vitaminen (A und C). Besitzt eine entwässernde Wirkung.

Brokkoli: Beinhaltet Kalium, welches für die Blutdruckregulation benötigt wird. Außerdem reich an pflanzlichem Östrogen, welches antimikrobiell, antientzündlich, angstlindernd und schmerzstillend wirkt.

Brombeere: Reich an Mineralstoffen, wie Kalzium, Kalium, Magnesium, Eisen und Mangan. Die dunklen Farbstoffe der Brombeere (Anthocyane) schützen die Zellen vor freien Radikalen.

Chili: Beinhaltet Capsaicin, welches für die Schärfe verantwortlich ist und darüber hinaus eine entzündungshemmende und antioxidative Eigenschaft aufweist. Auch soll dieser Stoff vor Krebs schützen.

Cranberry: Reich an Vitamin C sowie Proanthocyanidinen und Anthocyanin, welches Herz- und Harnwegserkrankungen vorbeugt und das Immunsystem stärken.

Erdbeeren: Beinhalten einen hohen Gehalt an Vitamin C, welcher für den Aufbau von Bindegewebe und Knochen benötigt wird. Darüber hinaus haben Erdbeeren eine antioxidative Wirkung, die freie Radikale im Körper abwehrt.

Feige: Reich an Kalium, Kalzium, Magnesium Eisen, Vitaminen, Ballaststoffen und Enzymen, die verdauungsfördernd wirken.

Fenchel: Beinhaltet Vitamin B1, welches Herz und Muskeln stärkt. Außerdem reich an Folsäure, die für den Wachstumsprozess, die gesunde Blutbildung und die Zellteilung benötigt wird.

Galia-Melone: Kalorienarm und besonders reich an Betacarotin sowie Kalium und Natrium. Gesunde Wirkung für Stoffwechselprozesse sowie Nerven und Muskeln.

Gurke: Kalorienarmes Gemüse, das viele B-Gruppen-Vitamine sowie Vitamin C und E beinhaltet. Außerdem reich an Kalzium, Zink, Eisen, Magnesium, Kalium und Phosphor. Gurken senken den Cholesterinspiegel und regen Stoffwechsel wie auch Verdauung an.

Grapefruit: Hoher Anteil an Bitterstoffen, die eine gute Wirkung auf den Darm haben. Auch regen diese Bitterstoffe die Produktion der Verdauungssäfte an und bekämpfen schädliche Bakterien oder sogar Parasiten.

Grünkohl: Gesundes und hochbasisches Gemüse, das Calcium, Eisen, Vitamin K, Vitamin C und viele antioxidativ-wirkende Pflanzenstoffe liefert. Grünkohl ist eine hochwertige Alternative zu tierischem Eiweiß.

Hagebutte: Reich an Vitamin C, welches wichtig für den Aufbau der Knochensubstanz ist sowie den körpereigenen Kalzium- und Phosphor-Haushalt reguliert.

Himbeere: Reich an Ballaststoffen, wie Pektin, welches für eine gesunde Verdauung benötigt wird. Außerdem verfügen Himbeeren über Anthocyane, sekundäre Pflanzenstoffe, die vor Krebs schützen.

Hokkaido-Kürbis: Beinhaltet Mineralstoffe, wie Kalium, Magnesium, Kalzium Eisen sowie Ballaststoffe, welche die Verdauung unterstützen. Das Beta-Carotin wirkt außerdem als aktiver Zellschutz und gegen freie Radikale.

Ingwer: Reich an ätherischen Ölen, Gingerol, Harz sowie Harzsäuren, Vitamin C und Mineralien. Ingwer hat eine antibakterielle und entzündungshemmende Wirkung und kann bei Verzehr bestimmte Viren bekämpfen.

Johannisbeere: Beinhaltet viele Ballaststoffe, Vitamine, Mineralien und Flavonoide, welches gesund für das Herz-Kreislauf-System wirken.

Kamille (Tee): Entzündungshemmende, krampflösende, wundheilende und antibakterielle Wirkung.

Kirsche: Reich an Mineralstoffen wie Kalium, Kalzium, Magnesium und Eisen sowie Vitaminen B1, B2, B6 und C. Kirschen sind außerdem Lieferanten von Folsäure, welche der Entstehung von Krebs vorbeugt.

Kiwi: Beinhaltet Vitamin C, Ballaststoffe und Mineralstoffe. Insbesondere für die Knochen- und Zahngesundheit haben Kiwis eine gesunde Wirkung.

Kokosnuss (Öl): Besitzt eine positive Wirkung auf die Blutfettwerte und kann beim Abnehmen helfen. Auch Demenzerkrankungen und Krebs werden aufgrund der enthaltenen Fettsäuren Laurin-, Capryl- und Caprinsäure sowie Polyphenolen vorgebeugt.

Kurkuma: Hochwertige Wirkung bei Magen-Darm-Beschwerden, Völlegefühl, Blähungen, Verstopfungen sowie Entzündungen der Darmschleimhaut.

Limette: Reich an Vitamin C, das reich an Antioxidantien ist, die die Zellen vor freien Radikalen schützen. Limetten stärken außerdem das Immunsystem und lindern Herz-Kreislauf-Erkrankungen.

Mandarine: Beinhaltet viel Vitamin C, welches den körpereigenen Kalzium- und Phosphorhaushalt reguliert.

Mango: Reich an Vitamin C und Beta-Carotin, welches für die Zellerneuerung, das Immunsystem und den Sehvorgang wichtig ist.

Möhre: Beinhaltet viel Provitamin A, Folsäure, Kalium, Magnesium, Mangan, Kupfer, Schwefel und Pektin, welches hochwertige Wirkungen auf Augen, Haut und Herz besitzt und vor Krebs und Diabetes schützt.

Nektarine: Reich an Kalium, welches die Herzfunktion steuert und die Zellspannung bestimmt.

Nelke: Besitzt eine antibakterielle, schmerzstillende und entzündungshemmende Wirkung aufgrund des enthaltenen Eugenols. Auch die Verdauung und der Appetit werden von Nelken angeregt.

Orange: Reich an Vitamin C und Magnesium und Calcium. Der Konsum von Orangen stärkt das Immunsystem, die Knochen sowie das Bindegewebe.

Oregano: Beinhaltet Antioxidantien, welche die Zellen vor freien Radikalen schützen. Außerdem besitzt Oregano eine Fieber-mindernde sowie schleimlösende Wirkung und kann bei Hautproblemen helfen.

Pfefferminze (Tee): Wirkt krampflösend und hilft bei Magen-Darm-Beschwerden, wie Blähungen oder Bauchschmerzen. Auch die Gallenproduktion wird gefördert.

Pfirsich: Reich an Vitaminen B1 und B2 sowie Vitamin C. Auch Mineralstoffe, wie Zink, Magnesium und Zink sorgen dafür, dass Muskeln, Haut und Nerven regeneriert und gestärkt werden.

Rote Bete: Kalorienarm mit hohem Nährwert, denn Rote Bete ist reich an Mineralstoffen (Kalzium, Phosphor, Kalium, Magnesium und Eisen) sowie den Vitaminen aus der B- und C-Gruppe und Folsäure. Somit wirkt Rote Bete entzündungshemmend, blutbildend und steigert die kognitive sowie physische Leistung.

Tomate: Reich an Vitamin C, Kalium, Ballaststoffen sowie sekundären Pflanzenstoffen. Der Verzehr von Tomaten wirkt sich positiv auf die Herzgesundheit aus und fördert einen gesunden Blutkreislauf.

Pflaume: Besitzt eine abführende und harntreibende Wirkung und ist deswegen gut bei Verstopfungen. Auch Arterienerkrankungen sowie rheumatische Erkrankungen können von Pflaumen gelindert werden.

Sanddorn: Besonders hoher Vitamin-C-Gehalt, welcher eine immunstärkende Wirkung mit sich bringt. Besonders wirksam bei Erkältungen und der Genesung nach Krankheiten.

Sauerkraut: Beinhaltet viel Vitamin C und Vitamin K sowie Beta-Carotin, welches für die Blutgerinnung und die Gesundheit der Knochen sowie Haut und Augen wichtig ist. Aufgrund der Fermentierung des Weißkohls ist Sauerkraut vor allem für die Verdauung und die Darmgesundheit wichtig.

Spinat: Kalorienarmes Gemüse mit einem hohen Vitamin-B- und C-Gehalt. Außerdem reich an Beta-Carotin sowie Mineralstoffen. Spinat wird eine blutdrucksenkende Wirkung nachgesagt und wirkt aufgrund der enthaltenen Antioxidantien krebsvorbeugend.

Spitzpaprika: Reich an Mineralstoffen sowie Vitamin A, B und C. Die sekundären Pflanzenstoffe in der Paprika schützen vor Entzündungen und wirken antioxidativ sowie antiseptisch.

Staudensellerie: Kalorienarmes Gemüse, das Vitamine der A- und B-Gruppe beinhaltet und reich an Mineralstoffen ist. Der Verzehr von Staudensellerie bringt eine entzündungshemmende und antioxidative Wirkung mit sich und unterstützt das Herz-Kreislauf-System.

Sternanis: Verfügt über Shikimisäure, welche antiviral, antibakteriell, schleimlösend, krampflösend und entzündungshemmend wirkt. Sternanis wird außerdem eine entspannende Wirkung nachgesagt.

Süßkartoffel: Reich an Vitamin E und Kalium, welches den Flüssigkeitshaushalt des Körpers reguliert. Somit wird überflüssiges Wasser ausgeschwemmt und ein erhöhter Blutdruck gesenkt.

Wassermelone: Besteht zu 95 Prozent aus Wasser und besitzt Vitamin C, welches das Immunsystem stärkt.

Weintraube: Weintrauben haben eine harntreibende, antitoxische Wirkung und fördern die Verdauung sowie die Tätigkeit von Darm und Nieren. Auch die Bildung von Harnsäure wird reduziert und die Leber- und Gallenfunktion gefördert.

Weißkohl: Beinhaltet Flavanoide und Senfglycoside, welche entzündungshemmend wirken und die Durchblutung fördern. Auch bei Arthrose hat Weißkohl eine lindernde Wirkung.

Zimt: Wirkt sich regulierend auf den Blutzuckerspiegel aus und kann diesen senken. Auch der Appetit und die Darmtätigkeit werden von Zimt angeregt, wodurch Völlegefühl oder Blähungen vorgebeugt und gemindert werden. Die ätherischen Öle in Zimt haben außerdem eine desinfizierende Wirkung.

Zitrone: Reich an Vitamin C, welches sich positiv auf die Abwehrkräfte des Körpers auswirkt und entzündungshemmend ist.

Zucchini: Beinhaltet Kalzium, Magnesium, Eisen, B-Vitamine sowie Vitamin A und C. Das kalorienarme Gemüse hemmt das Wachstum von Krebszellen und hat eine schmerzlindernde Wirkung.

Haftungsausschluss

Die Umsetzung aller enthaltenen Informationen, Anleitungen und Strategien dieses Buchs erfolgt auf eigenes Risiko. Für etwaige Schäden jeglicher Art kann der Autor aus keinem Rechtsgrund eine Haftung übernehmen. Für Schäden materieller oder ideeller Art, die durch die Nutzung oder Nichtnutzung der Informationen bzw. durch die Nutzung fehlerhafter und/oder unvollständiger Informationen verursacht wurden, sind Haftungsansprüche gegen den Autor grundsätzlich ausgeschlossen. Ausgeschlossen sind daher auch jegliche Rechts- und Schadensersatzansprüche. Dieses Werk wurde mit größter Sorgfalt nach bestem Wissen und Gewissen erarbeitet und niedergeschrieben. Für die Aktualität, Vollständigkeit und Qualität der Informationen übernimmt der Autor jedoch keinerlei Gewähr. Auch können Druckfehler und Falschinformationen nicht vollständig ausgeschlossen werden. Für fehlerhafte Angaben vom Autor kann keine juristische Verantwortung sowie Haftung in irgendeiner Form übernommen werden.

Urheberrecht

Impressum:

c/o Autorenservices.de

Birkenallee 24

36037 Fulda

2023

1. Auflage

Printed in Poland
by Amazon Fulfillment
Poland Sp. z o.o., Wrocław

29717061R00067